Monika Pieper-Räther

Therapieprogramm zur Behandlung von Patienten mit psychosomatischen Störungen

Materialie Nr. 15

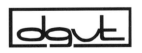

Verlag
Deutsche Gesellschaft für Verhaltenstherapie e.V.
Tübingen
1993

Dr. Monika Pieper-Räther
Kisdorfstraße 3A
24558 Henstedt-Ulzburg

Die Deutsche Bibliothek – CIP-Einheitsaufnahme

Pieper-Räther, Monika:
Therapieprogramm zur Behandlung von Patienten mit psychosomatischen Störungen / von Monika Pieper-Räther. – 2., überarb. Aufl. – Tübingen : Dt. Ges. für Verhaltenstherapie, 1993
  (Materialien / Deutsche Gesellschaft für Verhaltenstherapie e.V. ; Nr. 15)
  ISBN 3-87159-315-X
NE: Deutsche Gesellschaft für Verhaltenstherapie: Materialien

© 1993 dgvt-Verlag Tübingen, überarbeitete Fassung der Erstauflage von 1979
Deutsche Gesellschaft für Verhaltenstherapie
Postfach 13 43
72003 Tübingen

Gesamtherstellung: Steinbauer & Rau, München

ISBN 3-87159-315-X

Was daraus geworden ist ...

Nachdem die 1. Auflage dieses Manuals vergriffen ist, möchte ich die 2. Auflage nutzen, um kurz einige Erfahrungen und Ergebnisse aus den letzten Jahren in der Anwendung dieses Therapieprogramms voranzustellen.

Im Anschluß an die Veröffentlichung (Dissertation 1978) wurden die Ergebnisse im Rahmen von mehreren Diplomarbeiten weiter überprüft. Die genauer untersuchte Patientenstichprobe betrug in einem Zeitraum von ca. fünf Jahren 125 Personen, die von zwei Therapeuten (mit jeweils einem Co-Therapeuten und einem Protokollanten) auf der Basis des vorliegenden Therapieprogramms behandelt wurden. Die Ergebnisse waren so positiv wie in der ursprünglichen Untersuchung. Die Patienten mit psychosomatischen Störungen profitierten deutlich von dem therapeutischen Vorgehen, und auch in den Nachuntersuchungen (ein Jahr nach Therapieende) erwiesen sich die Erfolge als stabil. Die Dauer und die Art der Symptomatik waren wenig relevant für den Therapieerfolg. Bei der Gruppenzusammensetzung sollte aber insofern auf Homogenität geachtet werden, als die psychosomatische Störung bei den Patienten deutlich im Vordergrund vor anderen möglichen Problembereichen stehen sollte.

Noch einige Anmerkungen zu dem Therapieprogramm und meinen Erfahrungen über seine Anwendbarkeit.
Es haben mittlerweile viele Kollegen und Studenten als Co-Therapeuten oder Praktikanten an den Gruppensitzungen teilgenommen. Einige Kollegen haben auch mehrere Gruppen mitgemacht und dann auch als verantwortliche Therapeuten unter Beobachtung die Gruppen geleitet. Es zeigte sich, daß unerfahrene Therapeuten schon Schwierigkeiten hatten, sich konsequent an das Vorgehen zu halten, aber es war für sie eine wichtige und hilfreiche Anleitung im Umgang mit dieser besonderen Patientengruppe. Erfahrene Gruppentherapeuten hatten weniger Probleme mit der Umsetzung und konnten das Therapieprogramm darüber hinaus meistens gut mit ihrem persönlichen Therapiestil verbinden. Sie hielten sich an den inhaltlichen Ablauf des Programms, veränderten aber u.U. das Vorgehen in einzelnen Sitzungen (z.B. Durchführen anderer Entspannungstechniken, die ihnen vertrauter waren).
Der Ablauf des Programms eignet sich auch sehr gut als Struktur für eine Einzeltherapie und wurde von mir auch schon oft so genutzt, wenn sich z.B. Patienten nicht bereit fanden, an einer Gruppe teilzunehmen. Die Unerfahrenheit des Therapeuten mit Gruppenbehandlung wäre auch ein Grund, eine Einzeltherapie auf der Basis des vorliegenden Programmes vorzuziehen.

Insgesamt sind die Erfahrungen mit dem Therapieprogramm in der vorliegenden Fassung sehr positiv, und auch die neueren Forschungsergebnisse im Bereich der Psychosomatik, von denen es auch in der Verhaltenstherapie in den letzten Jahren vielfältige gab, unterstützen den hier dargestellten Gruppentherapieansatz.

Monika Pieper-Räther

Inhaltsverzeichnis

I.	Einleitung	5
II.	Rahmenbedingungen	5
III.	Auswahl der Patienten und Inhalt der Vorgespräche	5
IV.	Therapeutenzielgruppe	7
V.	Aufbau des Therapieprogramms	8
	1. Ziele der Sitzung	8
	2. Anweisungen für Therapeuten	8
	3. Ablauf und Inhalt der Sitzung	8
	4. Ausblick auf die folgende Sitzung	8
	5. Materialien für die Sitzung	8
VI.	Therapieprogramm	10
VII.	Nachwort	61
VIII.	Literaturverzeichnis	63

Beiblätter (Kopiervorlagen)
- Gruppenstundenbogen
- Therapiehandzettel
- Aktive Muskelentspannung 1
- Aktive Muskelentspannung 2
- Kommunikationsregeln
- Feedback-Regeln
- Soziogramm
- Soziogramm (Muster für Therapeuten)
- Tagebuch
- Streßmodellgrafik

I. Einleitung

Das vorliegende Therapieprogramm stellt den Versuch dar, ein strukturiertes Vorgehen bei der Behandlung von Patienten mit psychosomatischen Störungen möglichst genau zu erfassen und so darzustellen, daß ein größerer Kreis von Therapeuten sich dieses Vorgehen zunutze machen kann.

Das Therapieprogramm entspricht, außer geringfügigen Änderungen, dem, was die Autorin im Rahmen ihrer Dissertation bei neun Therapiegruppen verwendet hat.

II. Rahmenbedingungen

Folgende äußere Bedingungen sollen für die Durchführung gegeben sein:

Jede Gruppe besteht aus sechs Teilnehmern, möglichst je drei Männer und drei Frauen. Die gesamte Therapie dauert 20 Sitzungen, jede Sitzung 1 ½ Stunden. Wenn mehr als sechs Teilnehmer in einer Gruppe sind, muß die Zeit pro Sitzung auf zwei Stunden verlängert werden. Mehr als acht Teilnehmer sind nach unseren Erfahrungen aber nicht sinnvoll.

Im Verlauf einer Woche soll nur eine Sitzung stattfinden. Ein wesentlich häufigeres Treffen (mehr als drei Sitzungen pro Woche) ist nicht sinnvoll, da die Patienten zu wenig Zeit für praktische Übungen zwischen den Sitzungen haben würden.

Wenn das Programm im Rahmen eines Kuraufenthaltes in einer Klinik durchgeführt werden soll, können zwischen zwei und vier Sitzungen pro Woche stattfinden. Dabei können die ersten zehn Sitzungen in kürzeren Abständen aufeinanderfolgen, als die Sitzungen 12 bis 20 (wegen der Hausaufgaben).

Nach unseren Erfahrungen ist es bis zur 3. Sitzung möglich, eine Gruppe aufzufüllen. Danach bestehen für den neu Hinzukommenden, aber auch für die Gruppe zu große Schwierigkeiten, sich einzufinden. Daher soll die Gruppe nur als geschlossene Gruppe durchgeführt werden, um Drop-outs zu verhindern.

III. Auswahl der Patienten und Inhalt der Vorgespräche

Die Erfahrungen, die wir durch die von uns untersuchte Stichprobe gemacht haben, sind natürlich begrenzt. Dennoch lassen sich einige wesentliche Merkmale von möglichen Patienten aufzeigen, für die das hier beschriebene therapeutische Vorgehen besonders gut geeignet ist.

a) Auswahl der Patienten

In der Zusammenarbeit mit psychosomatischen Patienten erwies es sich als erheblicher Vorteil, daß die beteiligten Bereiche, medizinische und psychologische Versorgung, für die Patienten streng getrennt waren. Wir haben im Rahmen unserer Untersuchung die zu behandelnden Patienten fast ausschließlich aus ärztlicher Behandlung überwiesen bekommen. Somit war die Klärung der Symptome durch einen Arzt gegeben und auch eine fortlaufende medizinische Versorgung gewährleistet, sofern erforderlich. Diese Tatsache hat die behandelnden Therapeuten sehr entlastet und sollte, wenn irgend möglich, ähnlich gehandhabt werden, um ein Ausweichen und Festhalten an körperlichen Symptomen seitens des Patien-

ten von vornherein zu erschweren. Die körperlichen Symptome müssen aber vor Beginn der Therapie unter allen Umständen medizinisch abgeklärt sein. Die Therapeuten sind darauf angewiesen, genaue Informationen darüber zu haben, was dem Patienten aus der Sicht des behandelnden Arztes, rein körperlich, zuzumuten ist. Die Auswahl der Patienten wurde nach 1–3 Vorgesprächen in Absprache mit dem jeweiligen Patienten getroffen. Als besonders geeignet zeigten sich Patienten, die folgende Merkmale aufwiesen:
- in stabiler Partnerschaft lebend (oder zumindest länger gelebt habend)
- von nicht allzu geringer sozialer Kompetenz (nicht zu gehemmt, etwas durchsetzungsfähig)
- zu einer intensiven Arbeitsbeziehung bereit („ich möchte etwas tun, weiß aber nicht, wie ich es anfangen soll")
- einschlägige Erfahrungen, daß ärztlicherseits keine entscheidende Verbesserung der Symptomatik erreicht werden kann
- eher phobische als depressive Begleitsymptomatik
- eher aktive als passive Lebenseinstellung.

Diese Faktoren haben sich als wesentlich erwiesen, abgesehen vom Ausmaß der Beschwerden oder von deren Äußerungsform. (Ausgeschlossen werden von unserer Seite von der Therapie von vornherein nur Patienten mit der medizinischen Diagnose: Fett- bzw. Magersucht.)

Eine wichtige Erfahrung war für uns, daß kaum ein Patient psychologische Ziele für die Therapie formulierte (z.B. „ich möchte mich ändern, selbstbewußter, offener werden" etc.), sondern daß die Patienten fast alle die Beseitigung der Beschwerden und Symptome als einzigstes Ziel nannten. Die Bereitschaft, an der Therapie teilzunehmen, gründete sich in hohem Ausmaß auf die ärztliche Anordnung, selten auf persönliche Einsicht. Das ist wahrscheinlich auch die Grundlage für die erwähnte Arbeitshaltung. Die Patienten suchen in den meisten Fällen nicht in erster Linie Zuwendung und Verständnis, sondern praktische Anhaltspunkte für die Beseitigung ihrer Symptome.

Das Alter der von uns behandelten Patienten bewegte sich zwischen 20 und 50 Jahren. Auch die älteren Patienten kamen mit der Therapie gut zurecht, wenn sie sich überhaupt bereit erklärten, an einer Gruppentherapie teilzunehmen.

b) Inhalt der Vorgespräche

Mit jedem Patienten soll mindestens ein intensives Gespräch von einer Stunde Dauer vom behandelnden Therapeuten geführt werden, ehe über eine Teilnahme an der Therapie entschieden wird.

Themen der Vorgespräche sollen sein:
- Beschreibung der Beschwerden und Symptome
- Entstehungsgeschichte und Dauer der Symptomatik
- bisherige Behandlung und Grund für die Anmeldung zur Therapie
- bereits erkannte Ursachen und Auslöser der Symptome
- Möglichkeiten des Patienten, mit den Symptomen umzugehen
- Reaktion der Umwelt auf die Beschwerden
- allgemeine Lebensdaten wie Alter, Beruf, kurzer Lebenslauf
- Zufriedenheit mit Partnerbeziehung und Sexualität
- Beziehung zu Eltern und Geschwistern
- Zufriedenheit in der Berufssituation
- Zufriedenheit mit Freizeit, Freunden, Hobbies
- Auftreten von ähnlichen Beschwerden im sozialen Umfeld des Patienten (z.B. bei Herzphobikern – Herzinfarkt)
- allgemeines Krankheitsverhalten und Krankheitshäufigkeit des Patienten
- Ziele für eine Therapie

- Erwartungen an eine Therapie (Therapieerfahrungen?).

Einzelne Themenbereiche sollen vertieft werden, um einen möglichst genauen Überblick über die augenblickliche Situation des Patienten zu bekommen. Wenn irgend möglich, ist es günstig, den Lebenspartner des Patienten zusätzlich – allein – zu einem Gespräch zu bitten. Für eine Unterstützung der Therapie durch den Partner ist es notwendig, sowohl seine Einschätzung der Symptome und sein Umgehen mit diesen zu klären, als auch deutlich zu machen, wie wichtig sein Verhalten für das Gelingen der Therapie ist. Nach unseren Erfahrungen verändern sich die Patienten durch die Therapie erheblich, und manche Änderungen erweisen sich innerhalb der Beziehung zunächst häufig als Belastung. Auch darauf soll der Partner vorbereitet werden.

Im letzten Vorgespräch mit dem Patienten wird gemeinsam mit dem Therapeuten die Einschätzung über die Teilnahme an einer solchen Gruppentherapie beurteilt. Der behandelnde Therapeut (bzw. einer der beiden) informiert den Patienten über das therapeutische Vorgehen und teilt ihm mit, ob er die Teilnahme an dieser speziellen Therapie für sinnvoll erachtet (s. inhaltlich 1. Therapiesitzung). Es hat sich nach unseren Erfahrungen als sinnlos erwiesen, den Versuch zu machen, den Patienten zu überzeugen, daß das die angemessene Therapie für ihn sei. (Das sollte, wenn, der behandelnde Arzt tun!) Die für diese Therapie notwendige Arbeitsbeziehung läßt sich nur über eine relativ selbständige Entscheidung des Patienten einigermaßen sicherstellen.

IV. Therapeutenzielgruppe

Nach unseren Erfahrungen mit Co-Therapeuten und Praktikanten im Umgang mit dem Programm erscheint es sinnvoll, einige Voraussetzungen von Therapeuten zu beschreiben, die nach unserer Meinung erforderlich sind, um das Therapieprogramm erfolgreich durchzuführen. Diese Voraussetzungen sind:
- Erfahrung mit Gruppentherapie in der Funktion des Leiters
- verhaltenstherapeutische und/oder gesprächstherapeutische Ausbildung (bzw. psychoanalytische) Grundlagen und Erfahrung
- die Fähigkeit und das Bedürfnis, in Therapiesitzungen eher aktiv zu sein und zu strukturieren, um eine Arbeitshaltung herstellen zu können. Genauere Hinweise finden sich in den Anweisungen im Therapieprogramm.

Es ist empfehlenswert, die Therapie immer mit zwei Therapeuten (männlich und weiblich) durchzuführen, die einen unterschiedlichen Ausbildungsstand haben können oder auch zu verschiedenen Berufsgruppen gehören. Von den in Frage kommenden Berufsgruppen, Sozialarbeiter, Krankenpflegepersonal, Psychologen und Ärzten, haben es die Ärzte am schwersten, den medizinischen „Fangfragen" der Patienten zu widerstehen, was aber unerläßlich für die Durchführung dieser Therapie ist. Insgesamt ist die Therapie sehr anstrengend für die Therapeuten (mindestens die ersten drei Sitzungen), so daß auch aus diesem Grund zwei Therapeuten anwesend sein sollten. Das Therapieprogramm richtet sich vornehmlich an erfahrene Therapeuten, die Anhaltspunkte gewinnen wollen, wie diese besondere Stichprobe erfolgreich behandelt werden kann. Es besteht natürlich die Möglichkeit, einzelne Bereiche und Hinweise aus dem Therapieprogramm auch in Einzeltherapien mit entsprechenden Patienten mit einzubeziehen (z.B. das Tagebuch oder die Entspannungsübungen). Geeignet ist das Programm auch für Patienten, die zwar körperliche Symptome haben, aber von sich aus andere Probleme als vordringlich einschätzen.

V. Aufbau des Therapieprogramms

In der Beschreibung des therapeutischen Vorgehens haben wir uns bemüht, einen Weg zu finden, der es ermöglicht, eine ziemlich genaue Vorstellung vom Ablauf der einzelnen Therapiesitzungen zu bekommen. Wir haben alle Sitzungen nach dem gleichen Schema aufgebaut, das wir im folgenden erläutern wollen.

1. Ziele der Sitzung

Wir haben versucht, die Ziele der jeweiligen Sitzung in knapper Form zu formulieren. Das ermöglicht ein gezieltes Aufnehmen des Inhaltes der Sitzung und gibt Anhaltspunkte und Orientierungshilfen für die Durchführung. Diese Ziele sollen auch den Patienten mitgeteilt werden.

2. Anweisungen für Therapeuten

Dieser Punkt beschreibt die wesentlichsten Verhaltensweisen, die die Therapeuten beachten sollen, und macht auf mögliche Schwierigkeiten der Patienten mit den zu behandelnden Themen aufmerksam.

In den Anweisungen wird häufig auf die Zeiteinteilung hingewiesen, z.B. „eine viertel Stunde" oder „kurz". Die Therapeuten sollten versuchen, sich daran zu halten, ohne sich allzu sehr unter Druck zu setzen. Einmal bieten die Therapeuten damit ein gutes Modell für das erwünschte, konsequente Arbeitsverhalten, zum anderen nutzen die Patienten nach unseren Erfahrungen zunächst jede Möglichkeit, um ausführlich über ihre Symptome und Beschwerden zu sprechen (wo es schmerzt und wie und ob der Arzt kommen mußte etc.).

Wenn der Therapeut in einer Sitzung der Meinung ist, ausnahmsweise sei ein Gruppenproblem oder ein individuelles Problem vorrangig vor dem vorgesehenen Programmteil, dann bietet das Programm dafür etwas Spielraum.

3. Ablauf und Inhalt der Sitzung

Zur Beschreibung der einzelnen Sitzungen haben wir zum größten Teil die Form der „wörtlichen Rede" verwendet. Für viele Phasen der Sitzungen erschien es uns die anschaulichste Methode der Vermittlung. Da jeder Therapeut selbstverständlich seine eigenen Worte finden muß, haben wir die Informationen, die für den Ablauf unerläßlich sind, im wörtlichen Text **hervorgehoben.**

4. Ausblick auf die folgende Sitzung und Hausaufgaben

In diesem Punkt wird der Inhalt der folgenden Sitzung kurz dargestellt. Diese Zusammenfassung wird den Patienten mitgeteilt, um eine Beschäftigung mit den anstehenden Themen schon im vorhinein anzuregen. Zusätzlich formuliert der Therapeut die Hausaufgaben, die alle Patienten oder auch nur einzelne bis zur nächsten Sitzung erledigen sollen. Diese Hausaufgaben sollen vom Therapeuten notiert werden und auch auf jeden Fall abgefragt werden. Die Hausaufgaben, das Beobachten und Ausprobieren von Verhaltensweisen, ist ein ganz wesentlicher Bestandteil dieser Therapie.

5. Materialien für die Sitzungen

Da für einen großen Teil der Sitzungen Materialien benötigt werden, sind diese immer für jede Sitzung aufgeführt.

Auf den Gruppenstundenbogen möchten wir besonders hinweisen. Der Gruppenstundenbogen eignet sich sowohl für begleitende Untersuchungen der Therapie als auch als Rückmeldung für die behandelnden Therapeuten. Die jeweilige Gruppensituation, wie auch die der einzelnen Gruppenmitglieder, läßt sich anhand des Bogens gut beurteilen und damit auch positiv beeinflussen.

Folgende Materialien müssen für die Durchführung der gesamten Therapie zur Verfügung stehen:
- ❑ der Gruppenstundenbogen (pro Teilnehmer 20 Exemplare)
- ❑ die Kommunikationsregeln (pro Teilnehmer ein Exemplar)
- ❑ das Soziogramm (pro Teilnehmer ein Exemplar)
- ❑ die Feedback-Regeln (pro Teilnehmer ein Exemplar)
- ❑ das Tagebuch (pro Teilnehmer 7 Exemplare)
- ❑ der Therapiehandzettel (pro Teilnehmer ein Exemplar)
- ❑ Streßmodellgraphik (pro Teilnehmer ein Exemplar)

Alle Materialien liegen als Kopiervorlage dieser Broschüre bei.

VI. Therapieprogramm

Im folgenden werden für jede Sitzung die eben beschriebenen Punkte der Reihenfolge gemäß ausgeführt.

		Seite
1. Sitzung	Einführung	11
2. Sitzung	Entspannung	14
3. Sitzung	Entspannung	18
4. Sitzung	Gruppendynamik	19
5. Sitzung	Gruppendynamik	22
6. Sitzung	Kommunikationsregeln	23
7. Sitzung	Kommunikation	26
8. Sitzung	Kommunikation	30
9. Sitzung	Feedback-Regeln	32
10. Sitzung	Soziogramm	35
11. Sitzung	Soziogramm	38
12. Sitzung	Streß	40
13. Sitzung	Ärger	43
14. Sitzung	Ärger (oder Problemlösestrategien)	46
15. Sitzung	Angst	48
16. Sitzung	Angst (oder spezielle Probleme)	51
17. Sitzung	Schuldgefühle, schlechtes Gewissen	52
18. Sitzung	Beziehungen, Freundschaften	54
19. Sitzung	Krankheiten, Symptome	56
20. Sitzung	Feedback und Ausblick	59

1. SITZUNG
– Einführung –

1. Die Ziele dieser Sitzung lauten:
   - Einführung in das Konzept der Therapie
   - Definition der allgemeinen Ziele der Therapie
   - Hinweise auf mögliche Schwierigkeiten in Therapien
   - Kennenlernen der Gruppenmitglieder untereinander

2. Folgende Anweisungen sind für die Therapeuten zu beachten: Es ist für den Ablauf der gesamten Therapie sehr wichtig, daß die Therapeuten von Anfang an darauf achten, daß die eingebrachten Regeln von den Gruppenmitgliedern auch eingehalten werden. Das erfordert für die Anfangsphase stark strukturiertes Vorgehen von den Therapeuten.
   - Zunächst sollen die Therapeuten darauf achten, daß Fragen der Patienten möglichst direkt aufgegriffen und beantwortet werden. Eine Ausnahme bilden medizinische Fragen! Um die angestrebte Aufgaben- und Kompetenzverteilung einhalten zu können, geben die Therapeuten den Patienten die Empfehlung, diese Fragen ausführlich mit dem behandelnden Arzt zu besprechen.
   - Sind zwei geschulte Therapeuten anwesend, können sie sich mit den Informationen an die Gruppe abwechseln. Andernfalls übernimmt der unerfahrene Therapeut die mehr praktischen Inhalte wie z.B. das Vorstellen der Gruppenmitglieder.
   - Bei der Durchführung der Therapie hat es sich als sehr hilfreich für die Patienten herausgestellt, wenn sie auf die zu erwartenden Rückschläge und Mißerfolge schon zu Beginn vorbereitet werden.
   - Während der Gespräche in Zweiergruppen müssen die beteiligten Patienten darauf hingewiesen werden, daß beide etwas von sich erzählen sollen in der angegebenen Zeit.
   - Während des gegenseitigen Vorstellens achten die Therapeuten darauf, daß nicht nur die Symptome dargestellt, sondern die Vereinbarungen eingehalten werden (s. Text). Auch Unterbrechungen und zu lange Erzählungen sollen die Therapeuten schnell unterbinden (schließlich erzählt doch jeder über sich selbst!). Folgender Hinweis: „Wir werden ja noch Zeit haben, uns mit Einzelheiten zu beschäftigen, jetzt wollen wir zunächst einen Überblick bekommen."
   - Die nicht so redegewandten Patienten müssen durch Fragen (s. Vereinbarungen) von den Therapeuten unterstützt und ins Gespräch mit einbezogen werden.
   - Lob und Bestätigung der Patienten durch die Therapeuten ist ein wesentliches Hilfsmittel, bestimmte Regeln des Umgangs in der Gruppe schnell zur Selbstverständlichkeit werden zu lassen.

3. Zu Beginn der Sitzung werden allgemeine Informationen gegeben. Darunter ist zu verstehen:
   - Vorstellen der Therapeuten und Praktikanten (kurz)
   - Bekanntgabe der Anzahl der Sitzungen (20)
   - Dauer der Sitzungen (1 ½ Std.)
   - Termine und Häufigkeit der Treffen pro Woche
   - Ort, an dem die Sitzungen stattfinden sollen.

   Die dann folgenden Instruktionen der Therapeuten können etwa so lauten:
   „Ich möchte zunächst noch einige Anmerkungen zum Vorgehen hier in der Gruppe machen. Wenn Sie zu irgendwelchen Punkten Fragen haben, dann **fragen** Sie bitte **gleich** und **unterbrechen** mich.

Nach unseren Erfahrungen besteht ein wesentlicher **Zusammenhang zwischen** Ihren **Symptomen** und Ihren **Fähigkeiten, mit anderen Menschen umzugehen.** Diese Therapie soll Ihnen **Möglichkeiten aufzeigen,** neue und andere **Formen der Kommunikation kennenzulernen und auch anzuwenden.**

Wir haben die **Therapie** in **zwei Bereiche** unterteilt. **Im ersten Teil,** 10 Sitzungen, werden wir uns intensiv mit Ihren **Verhaltensweisen im Umgang mit anderen Menschen** beschäftigen. Wir werden dafür **allgemeine Regeln** und ihre Anwendung zu Hilfe nehmen und deren **Übertragbarkeit** auf Ihre alltägliche Lebenssituation verdeutlichen. Außerdem werden wir durch **Rollenspiele** versuchen, Verhaltensweisen zu verändern, die zu ihren Beschwerden geführt haben könnten.
Im zweiten Teil gehen wir dann **themenzentriert** vor und beschäftigen uns mit **Themen, die sich für Menschen mit Ihren Symptomen** als **wichtig** erwiesen haben wie **z.B. Umgang mit Streß und Angst.**
Dabei ist es möglich, daß die Themen nicht in gleicher Weise für die einzelnen Gruppenmitglieder wichtig sind. Sie sollten sich dennoch **mit allen Fragestellungen intensiv beschäftigen und sich überprüfen.** Es ist **für die Gruppe wichtig, von jedem einzelnen seine Erfahrungen und Vorschläge zu den angesprochenen Themen zu erfahren.**
Wie schon im Vorgespräch angesprochen, müssen Sie sich klar darüber sein, daß **diese Therapie viel Eigeninitiative** von Ihnen **verlangt.** Wir werden zu den einzelnen Bereichen **Hausaufgaben** für Sie formulieren, und es ist **unbedingt** erforderlich, daß Sie diese auch **durchführen.**
Alle Gruppenmitglieder sollen sich immer wieder bemühen, sich mit den vorgetragenen Schwierigkeiten zu beschäftigen und gemeinsam nach Lösungsmöglichkeiten zu suchen.
Damit Sie zunächst Gelegenheit haben, sich **gegenseitig** ein bißchen **kennenzulernen,** möchte ich Sie nun bitten, sich **zu zweit zusammenzufinden** und sich **im Raum** so zu **verteilen,** daß Sie sich gegenseitig nicht stören. **Themen** dieses Gespräches zu zweit sollten sein: **Ihr Alter und Beruf, warum Sie hier sind, was Sie sich erhoffen von der Therapie und was Sie vielleicht befürchten.** Sie haben ungefähr **eine viertel Stunde Zeit** sich auszutauschen. **Im Anschluß** daran **stellen Sie** bitte Ihren Gesprächspartner der gesamten Gruppe vor und berichten **kurz das Wichtigste,** was Sie über ihn in dem Gespräch erfahren haben."

- ❏ Aufteilung in Zweiergruppen (ein Mann/eine Frau)
- ❏ Aufteilung durch Therapeuten
- ❏ nach ca. 10 Minuten Erinnerung daran, daß beide von sich erzählen sollen.

Die Therapeuten rufen die Gruppe dann nach ca. 15 Minuten wieder zusammen und geben folgende Anweisung:
„Jeder stellt nun hier seinen Gesprächspartner in der Runde vor. **Zunächst hören alle nur zu,** wenn **einer berichtet. Wenn** derjenige **fertig** ist, hat **der Betroffene** zunächst Gelegenheit, **richtigzustellen** und, wenn nötig, **kurz zu ergänzen. Dann** können **alle** übrigen Gruppenmitglieder noch **Fragen stellen,** die sie noch zusätzlich interessieren."

– Vorstellen –

Die anschließenden Informationen beschäftigen sich mit möglichen Mißerfolgen und machen nochmals das Ziel der Therapie deutlich.
„Ich möchte Ihnen jetzt noch von Erfahrungen berichten, die es Ihnen vielleicht erleichtern, die Therapie durchzuführen.
Zunächst einmal ist es **unbedingt** erforderlich, **an allen Sitzungen teilzunehmen,** da wir aufgrund der kurzen Therapiedauer nicht in der Lage sind, für einzelne wieder aufzugreifen, was in den versäumten Sitzungen passiert ist. Die Erfahrungen haben gezeigt, daß Sie vielleicht nach ungefähr zwei bis fünf Sitzungen **zunächst eine Besserung** erfahren. Wenn das so ist, was aber **nicht notwendigerweise** der Fall ist, sollten Sie sich freuen, jedoch nicht annehmen, daß Sie nun alles überstanden haben. Sie werden **dann** nach ungefähr weiteren fünf Sitzungen vielleicht feststellen, daß es Ihnen **schlechter** geht, daß Ihnen Ihre

Probleme unüberwindbar vorkommen. **Dann** ist es **ganz wichtig,** daß Sie **hier in der Gruppe darüber sprechen und auf jeden Fall weiter zur Therapie kommen.** Es wird dann, wenn auch **langsam,** wieder **aufwärts** gehen. Dieser Abschnitt in der Mitte der Therapie, wo es Ihnen wieder schlechter geht, läßt sich so **erklären,** daß Sie nun ganz aktiv dabei sind, sich mit Ihren Schwierigkeiten auseinanderzusetzen. Das führt dazu, daß Sie sich mit Verhaltensweisen beschäftigen müssen, über die Sie vorher vielleicht nie nachgedacht haben. **Wenn** dann so ein **Berg von notwendigen Veränderungen vor Ihnen** liegt und Sie gar nicht wissen, wo zuerst anfangen, **kann es** Ihnen durchaus schlecht gehen.

Wie schon im Vorgespräch erwähnt, ist es **nicht das Ziel der Therapie,** Ihnen Ihre **Beschwerden abzunehmen.** Das **Ziel der Therapie** ist es, Ihnen **Ursachen und Auslöser für** Ihre **Symptome aufzuzeigen und** Ihnen **Wege zu verdeutlichen, damit angemessen umzugehen.** Wir **Therapeuten verstehen** unsere **Arbeit** hier mit Ihnen **so,** daß wir Ihnen **Möglichkeiten für Veränderungen in Ihrem Leben aufzeigen,** die unserer Meinung nach mit Ihren Symptomen in Zusammenhang stehen können, aber keineswegs müssen. Der **eigentliche Erfolg der Therapie** ist einzig und allein darin zu sehen, daß Sie diese Hinweise daraufhin überprüfen, inwieweit Sie Ihnen, ganz praktisch, weiterhelfen. Je **eher Sie bereit und in der Lage sind, das Risiko einzugehen, das mit dem Ausprobieren von neuen Verhaltensweisen verbunden ist, desto mehr werden Sie von der Therapie profitieren.** Wir können Sie zwar auf Schwierigkeiten und Probleme aufmerksam machen, aber bewältigen müssen Sie sie allein. Dafür können Sie dann auch richtig stolz darauf sein, was **Sie** geschafft haben.

Es gibt natürlich immer körperliche und seelische Faktoren bei dem Auftreten von Symptomen. Wir wollen uns hier in dieser Therapie nur um die seelischen Bedingungen kümmern. **Ein weiteres Ziel der Therapie** ist es, denjenigen, die regelmäßig **Medikamente** nehmen, zu ermöglichen, diese **im Verlauf der Therapie abzubauen. Zunächst** bitte ich Sie, die **Einnahme unverändert fortzusetzen,** um jetzt, zu Beginn der Therapie, eine zusätzliche Belastung zu verhindern. Wir werden **ungefähr in der 5. Sitzung mit dem gezielten Abbau der Medikamente beginnen.**"

4. Die folgenden Angaben sind eine wesentliche Orientierungshilfe für die Patienten das Therapiekonzept betreffend.

    „Damit Sie sich immer auf die jeweils folgende Sitzung vorbereiten können, wollen wir Ihnen am Ende jeder Sitzung sagen, was in der folgenden ablaufen soll.

    Ziel dieser Therapie ist es ja, mit den Symptomen umgehen zu lernen. Daher ist es **wichtig, daß Sie ihre Beschwerden und Empfindungen frühzeitig erkennen und beschreiben können,** um sie dann auch in den Griff zu bekommen. Sie sollen **beim Auftreten der Symptome aufmerksam werden auf die Situation und mögliche Auslöser.** Wir werden uns daher **in den nächsten beiden Sitzungen** mit einer Körperübung und Entspannung beschäftigen. Die Körperübung heißt ‚**Reise durch den Körper**'.

    Wenn irgend möglich, wählen Sie Kleidung, in der Sie sich nicht beengt fühlen, wenn Sie zur nächsten Sitzung kommen.

    Als **Hausaufgabe für die nächste Stunde** schreiben Sie **auf** diesen Zettel (**Therapiehandzettel** verteilen) **mindestens drei, höchstens fünf** Ihrer persönlichen **Ziele für die Therapie und bringen ihn wieder mit.** Wir werden hier alle Therapieziele vorlesen, so daß Sie einen **Überblick** bekommen, was die einzelnen für sich erreichen wollen. Außerdem notieren Sie bitte auf dem Zettel, welche und wieviel **Medikamente** Sie zur Zeit einnehmen.

    Anhand der jetzt aufgestellten Therapieziele werden wir in der Mitte und am Ende der Therapie versuchen, festzustellen, wie weit Sie gekommen sind und was sich geändert hat."

5. Das Material für diese Sitzung besteht aus:
    a) dem Gruppenstundenbogen (jeweils entsprechend der Patientenzahl) und
    b) dem Therapiehandzettel.

2. SITZUNG

– Entspannung –

1. Die angestrebten Ziele dieser Sitzung sind:
   - ❑ Überblick über die Therapieziele der einzelnen Gruppenmitglieder
   - ❑ möglichst umfassende Körpererfahrung
   - ❑ Entspannung
   - ❑ Beobachtung von Körpersignalen durch die Gruppenmitglieder

2. In dieser Sitzung wird der „Wochenspiegel" von den Therapeuten eingeführt. Es handelt sich dabei um einen kurzen Überblick jedes Patienten über die Zeit zwischen den Sitzungen.
   - ❑ Dieser „Wochenspiegel" soll höchstens eine halbe Stunde dauern. Die Therapeuten müssen darauf achten, daß alle Patienten ungefähr die gleiche Zeit zur Verfügung haben. Dieser „Wochenspiegel" wird in jeder Sitzung am Anfang durchgeführt.
   - ❑ Wenn die Patienten anfangen, sich länger bei Beschreibungen von Symptomen aufzuhalten, dann müssen die Therapeuten, etwa in dieser Form, unterbrechen: „Können Sie sich erinnern, in welcher Situation Sie sich befunden haben?"
   - ❑ Ausführungen über die Einnahme von Medikamenten verhindern die Therapeuten mit dem Hinweis auf die Absprache (s. 1. Sitzung).
   - ❑ Wenn die Patienten positiv über bestimmte Erfahrungen berichten oder Erfolge mit neuen Verhaltensweisen gehabt haben, werden sie gelobt und bestärkt.
   - ❑ Für den weiteren Ablauf der Therapie ist es unerläßlich, daß die Therapeuten konsequent verhindern und vermeiden, daß über Symptome ausführlich gesprochen wird. Die Therapeuten versuchen immer, die Gefühle anzusprechen und zu klären, die mit den Beschwerden verbunden sind (z.B. Angst, Unzufriedenheit, Enttäuschung oder Mißtrauen).
   - ❑ Für die ersten Sitzungen (bis 10. höchstens) liegt der Schwerpunkt auf der Beschreibung von Gefühlen und Situationen im Zusammenhang mit den Symptomen, noch nicht auf der Veränderung. Diese Information ist auch für die Patienten wichtig, sonst besteht die Gefahr, daß sich die Patienten mit anfänglichen Erfolgen zufrieden geben, ohne zu verstehen, ob und was sie geändert haben.

   Jetzt folgen noch einige Hinweise, die die Körperübung betreffen:
   - ❑ Während der Übung liegt der Patient auf einer Decke auf dem Boden. Der eine Therapeut sitzt rechts neben ihm, der andere oberhalb des Kopfes (auch auf dem Boden).
   - ❑ Der Therapeut, der neben dem Patienten sitzt, soll von dem Patienten – wegen des Körperkontaktes (Hand auflegen) – möglichst wenig beängstigend erlebt werden (im günstigsten Fall ist der Therapeut entweder männlich oder weiblich entsprechend dem Geschlecht des Patienten).
   - ❑ Dieser Therapeut legt nach der Anweisung des anderen Therapeuten seine rechte Hand ausgestreckt, nicht zu schwer, auf den Oberbauch des Patienten. Der Zeigefinger dieser (rechten) Hand schließt ungefähr mit dem linken Rippenbogen des Patienten ab; der Daumen zeigt schräg nach oben zum Herzen (des Patienten).
   - ❑ Diese Haltung soll im Verlauf der Übung möglichst nicht geändert werden. Wir haben bei der Durchführung dieser Übung die Erfahrung gemacht, daß es für die Patienten sehr störend wirkt, wenn die Therapeuten sich häufig bewegen. Die Therapeuten sollen daher vorher ausprobieren, wie sie für ungefähr zehn Minuten auf einer Stelle sitzen können, ohne sich viel zu bewegen. Die gesamte Übung ist sehr anstrengend und erfordert viel Konzentration.

- ❏ Es ist auch möglich, daß der Patient selber seine rechte Hand auf die obengenannte Stelle legt, wobei auf eine entspannte Haltung geachtet werden sollte.
- ❏ Die Anweisungen für den Patienten spricht nur der Therapeut oberhalb des Kopfes des Patienten. (Eine Ausnahme besteht dann, wenn ein unerfahrener Therapeut sich dieses nicht zutraut, aber die Bedingung (gleichgeschlechtlich) für das (stumme) Handauflegen nicht erfüllt. Dann kann der erfahrene Therapeut von der Seite, sitzend mit aufgelegter Hand, selbst die Anweisungen geben.)
- ❏ Die Therapeuten müssen deutlich, langsam und nicht zu laut reden. Häufige Pausen sind notwendig, damit der Patient Zeit hat, seinen Gefühlen und Empfindungen nachzugehen.
- ❏ Es gibt Patienten, die während der Übung starke Ängste entwickeln. Die Therapeuten müssen daher sehr gut beobachten, inwieweit sie den Patienten noch belasten können, oder ob sie ihm vorschlagen, die Übung vorzeitig zu beenden. Der Patient muß dann vermittelt bekommen, daß es nicht sein Versagen ist, sondern daß er im Gegenteil viel gewagt hat und stolz sein kann, sich soweit eingegeben zu haben.
  Die zunehmende Verkrampfung des Patienten und flache, unregelmäßige Atmung sind Anzeichen für diese Ängste.
- ❏ Die Körperübung können höchstens drei Patienten in einer Sitzung hintereinander durchführen. Benötigt wird dafür ungefähr eine Stunde Zeit, für die Entspannungsübung höchstens eine viertel Stunde.
  Die Therapeuten weisen die Patienten darauf hin, daß diese und die nächste Sitzung möglicherweise länger dauern. Dennoch soll die Zeit nicht wesentlich überzogen werden.
- ❏ In dieser und der nächsten Sitzung können die Informationen über die folgende Stunde und die Hausaufgaben unmittelbar im Anschluß an die Körperübung gegeben werden, so daß nach der Entspannungsübung gleich Schluß der Sitzung ist.
- ❏ Bei der Kleidung des Patienten müssen die Therapeuten beachten, daß weder Kragen noch Gürtel beengend sind. Auch hochhackige Schuhe sollen die Patienten bei der Übung ausziehen, da es sonst zu Verkrampfungen in den Waden kommen kann.
- ❏ Für die abschließende Entspannungsübung gilt, daß sich ein Therapeut beteiligen kann, der andere trägt den Text (s. Anlage) langsam und deutlich vor (vorher unbedingt üben). Pausen auch bei dieser Übung nicht vergessen.

3. Zu Beginn der Sitzung werden zunächst einmal die Therapiehandzettel eingesammelt. Die Therapeuten können anschließend etwa so vorgehen.

„Wir wollen **in jeder Sitzung kurz** einen **Überblick** bekommen, wie es Ihnen in der Zwischenzeit ergangen ist. Versuchen Sie bitte, die **wichtigsten Erfahrungen im Positiven wie im Negativen** zu berichten. Sie sollen nicht alle Einzelheiten erzählen, sondern nur das, was für unsere Arbeit hier für alle von Interesse sein könnte. Fangen Sie bitte an."

- ❏ Wenn keiner anfangen will, trifft ein Therapeut schnell eine Entscheidung darüber, z.B. sein rechter Nebenmann fängt an und dann geht es der Reihe nach. Diese Regelung gilt dann in allen folgenden Sitzungen, wenn keiner schnell von sich aus anfängt.
- ❏ Bei den Schilderungen während des „Wochenspiegels" sollen sich die Therapeuten darüber klar sein, daß sie die Normen setzen und auch einhalten müssen in bezug auf die Ausführlichkeit. Im Interesse der Arbeit müssen sie es riskieren, freundlich, aber sehr bestimmt zu unterbrechen, wenn die Patienten über Beschwerden klagen oder sich z.B. über die Wirkung von Medikamenten unterhalten wollen.

– Wochenspiegel –

Im Anschluß an den „Wochenspiegel" werden kurz die Therapieziele verlesen. Ein Therapeut liest diese langsam vor, damit die Gruppenmitglieder einen Überblick über die Ziele bekommen können.

Die Therapeuten können den Patienten die Körperübung wie folgt erklären:
„Die Übung, die wir jetzt machen wollen, heißt: **Reise durch den Körper.** Da diese Übung immer **nur von einem** von Ihnen **gleichzeitig** durchgeführt werden kann, möchte ich Sie bitten, sich in einer Reihe auf der einen Seite des Raumes hinzusetzen. Sie können dann den Ablauf der Übung in der anderen Hälfte des Raumes gut beobachten. Ich möchte darauf hinweisen, daß es sehr wichtig ist, daß Sie *im Verlauf der Übung ganz still* sind. **Beobachten Sie den Übenden genau,** damit Sie anschließend Ihre Beobachtungen mit einbringen können.
Wer von Ihnen möchte anfangen? (Freiwillig, wenn möglich; sonst den Patienten aussuchen, der mit unbekannten Situationen am besten zurechtkommen wird.)
Legen Sie sich bitte hier **auf die Decke.** Machen Sie es sich **möglichst bequem.** Herr X. **(Therapeut) neben Ihnen wird im Verlauf der Übung seine Hand auf Ihren Bauch legen,** nachdem ich das angekündigt habe. Sie sollen **während der Übung an einer bestimmten Stelle** Ihren **Atem spüren, die Hand wird** es Ihnen **erleichtern, diese Stelle auch zu finden.** Sollten Sie sich im Verlauf der Übung so **unwohl** fühlen, daß Sie aufhören möchten, **sagen Sie auf jeden Fall Bescheid.**"

- alle nehmen ihre Plätze ein
- ab jetzt leiser und langsamer sprechen
- Pausen nicht vergessen

„**Liegen Sie entspannt?** Atmen Sie möglichst tief und regelmäßig aus und ein. **Schließen Sie bitte die Augen** und atmen Sie weiter langsam aus und ein.
Jetzt legt sich die **Hand auf Ihren Bauch,** atmen Sie weiter tief und regelmäßig. Aus und ein. **Atmen** Sie tief und langsam **gegen diese Hand** und **versuchen** Sie **sie mit Ihrem Atem wegzudrücken.** Langsam und tief.
Konzentrieren Sie sich ganz auf Ihren Körper und begeben Sie sich jetzt auf die Reise und beschreiben Sie laut, wo Sie sind und was Sie fühlen."

Diese Reise muß nicht systematisch sein (z.B. von Kopf bis zu den Füßen). Der Patient wird meistens mit seinem Symptom anfangen. Bei allen Körperteilen soll der Patient **nicht allzu lange** verweilen, um ein „Sich-Hineinsteigern" zu verhindern. Der Patient wird aufgefordert, immer abwechselnd zu beschreiben und dann wieder konzentriert zu atmen.

- ❏ Wenn der Patient beschreibt, dann sind deutliche Reaktionen des Therapeuten wichtig. („Ja, wie fühlt sich das an? Was ist das für ein Gefühl?")
- ❏ Die Anweisung für die Atemphase lautet etwa so: „Atmen Sie jetzt wieder tief und langsam gegen die Hand. Tief und langsam atmen. Langsam und tief im Bauch atmen."
- ❏ Wenn der Patient Schwierigkeiten hat, zu beschreiben, dann kann der Therapeut nachfragen, aber nicht zu fordernd.
  („Wie ist es: im Kopf, Hals, Brustraum, Bauch, Rücken; in den Beinen, Armen, Schultern, Füßen?") („Was ist das für ein Schmerz: dumpf, ziehend, mehr außen, mehr von innen, stechend?")
- ❏ Immer, wenn ein Körperteil beschrieben ist, erfolgt die Anweisung, wieder gegen die Hand zu atmen.
- ❏ Nach der Atemphase folgt die Frage: „Wo befinden Sie sich jetzt, wie fühlt sich das da an?"

Der Patient soll mit Hilfe des Therapeuten alle o.g. Körperteile einmal ansprechen und zu erfühlen versuchen. Die problematischen (z.B. schmerzhaften) Körperteile spricht der Therapeut am Ende der Übung noch einmal kurz an („Wie ist es im Magen [z.B.] jetzt?"). Die Ausführlichkeit der Beschreibung muß von den verbalen Fähigkeiten des Patienten abhängig gemacht werden.

Den Abschluß der Übung kann der Therapeut folgendermaßen einleiten: „Atmen Sie tief und regelmäßig – tief und regelmäßig gegen die Hand. Tief und regelmäßig. **Die Hand** *geht jetzt langsam weg,* atmen Sie weiter tief und regelmäßig – langsam und tief ... öffnen Sie jetzt die Augen – und stehen Sie dann ***ganz langsam*** auf."

Wichtig:
Die Therapeuten müssen beachten, daß die Patienten tatsächlich langsam aufstehen. Bei zu schnellem Aufstehen kommt es zu intensiven Schwindelgefühlen!

Nun schließt sich eine Feedback-Phase an. Folgende Fragen sollen von dem Patienten beantwortet werden:
„Wie geht es Ihnen jetzt? Wie fühlen Sie sich? Kamen Sie mit der Atmung zurecht? Wo hatten Sie Schwierigkeiten bei der Übung? Wie haben Sie die Hand von Herrn X. empfunden?" Zusätzlich werden Beobachtungen und Fragen der Gruppenmitglieder aufgegriffen. Die Gruppenmitglieder werden von den Therapeuten aufgefordert, sich zu äußern, wenn kein spontanes Feedback erfolgt.

Nach Abschluß der Feedback-Phase kann der nächste (freiwillige) Patient die Übung beginnen.

– Gleicher Ablauf –

Wenn drei Patienten die Übung gemacht haben, setzen sich alle wieder im Kreis zusammen, möglichst bequem und nicht zu dicht nebeneinander. Dann kündigen die Therapeuten die Entspannungsübung an.

Es folgt der Text der Aktiven Muskelentspannung 1.

Nach der Übung ganz kurz nachfragen, wie es gegangen ist, um die eingetretene Entspannung nicht gleich wieder zu zerreden.

4. Entsprechend fassen die Therapeuten sich bei den Informationen zur nächsten Stunde und den Hausaufgaben kurz.
„In der **nächsten Stunde** machen die restlichen drei Teilnehmer die ***Übung von heute.*** Außerdem werden wir noch eine **Entspannungsübung** wieder gemeinsam durchführen.

Eine **Hausaufgabe** bekommen **nur diejenigen, die die Übung heute gemacht haben. Üben Sie mindestens einmal am Tag,** indem Sie sich flach und ungestört hinlegen. Dabei soll Ihre rechte Hand an der gleichen Stelle auf Ihrem Bauch liegen, wie die Hand von Herrn X. hier bei der Übung. Das erleichtert Ihnen die Konzentration auf den Punkt, wo Sie atmen sollen." (Einer der Therapeuten demonstriert kurz die Handstellung für die Übung zu Hause.)
„Achten Sie auch bei der Übung zu Hause darauf, daß Sie immer zwischen Beschreibung und Atmen abwechseln. Also: wie geht es mir – beschreiben – dann bewußt atmen – dann wieder beschreiben usw.
Den günstigsten Zeitpunkt für die Übung müssen Sie sich selbst bestimmen, vielleicht abends vor dem Einschlafen.

Die Ziele der Übung sind folgende in der Reihe der Wichtigkeit:
- sich und seinen Körper erfühlen lernen
- sich Zeit für sich nehmen
- sich entspannen, wenn möglich (nicht allen gelingt das!)

Diejenigen, die heute noch nicht geübt haben, bekommen keine Hausaufgabe. Bitte üben Sie auch nicht selbständig."

5. Die Materialien für diese Sitzung sind:
  a) der Gruppenstundenbogen
  b) der Text für die Aktive Muskelentspannung 1 und
  c) eine Decke.

3. SITZUNG

– Entspannung –

1. Die Ziele der dritten Sitzung entsprechen denen der zweiten, bis auf den Überblick über die Therapieziele (entfällt).

2. Auch die Anweisungen für die Therapeuten entsprechen denen der vorangegangenen Sitzung.
   - Beim „Wochenspiegel" ist es weiterhin zu beachten, daß die Patienten kurz berichten. Der „Wochenspiegel" kann folgendermaßen eingeleitet werden: „Wie geht es Ihnen? Was haben Sie uns zu berichten?"
   - Die Therapeuten weisen im Zusammenhang mit dem Bericht über die Körperübung nochmals darauf hin, daß die Übung regelmäßig durchgeführt werden muß, um Erfolg zu haben und ein wichtiger Bestandteil der Therapie ist.
   - Die Therapeuten müssen kleine, individuelle Veränderungen und Erfolge beachten und differenziell verstärken.

3. Zum Ablauf der 2. Sitzung („Wochenspiegel", Körperübung, Entspannung) besteht nur der Unterschied, daß am Ende dieser Sitzung die Aktive Muskelentspannung 2 durchgeführt wird.

4. Der Ablauf der 4. Sitzung kann von den Therapeuten wie folgt beschrieben werden:
   „In der nächsten Sitzung werden wir anfangen, uns mit der **Kommunikation zwischen Menschen** zu beschäftigen. **Wichtig dafür** ist **das genaue Zuhören** und **Sich-einfühlen-Können** in einen Gesprächspartner. Ein **anderer wesentlicher Teil** besteht darin, **sich dem anderen so mitzuteilen, daß er verstehen kann, worum es mir** im Moment **geht.**

   Die Übung ist in zwei Teile aufgeteilt. In der nächsten Sitzung werden sich **zunächst** einmal die **Frauen** der Gruppe untereinander unterhalten. Die Männer sollen versuchen, aktiv zuzuhören, sich einzufühlen und zu verstehen, was den Frauen in diesem **Gespräch** wichtig ist. Das **Thema** für das Gespräch lautet: **Wie ist mein Verhältnis zu Männern,** im Berufsleben, im Freundeskreis und schließlich, wie komme ich in meiner Partnerschaft zurecht. Die Frauen sollen bis zur nächsten Sitzung versuchen, diese Fragen zu bedenken und in der Zwischenzeit zu überprüfen.
   Die Hausaufgabe für alle ist die Körperübung, üben Sie bitte täglich. Im Verlauf der gesamten Therapie sollen Sie diese Übung weiter regelmäßig durchführen."

   Wenn die Gruppe nicht aus der gleichen Anzahl Männern und Frauen besteht, nehmen Therapeuten jetzt eine Aufteilung der Gruppe vor. Diese Aufteilung ist dann bei den Instruktionen entsprechend zu berücksichtigen.

5. Die Materialien für diese 3. Sitzung sind:
   a) der Gruppenstundenbogen
   b) der Text für die Aktive Muskelentspannung 2 und
   c) eine Decke.

4. SITZUNG
– Gruppendynamik –

1. In dieser Sitzung gibt es für die Teilnehmer unterschiedliche Therapieziele.

Für die Frauen:
- sich zu einem Thema in einer Gruppe äußern
- von sich und seinen Gefühlen sprechen

Für die Männer:
- intensives Sich-Einfühlen in eine andere Person
- aktives Zuhören
- eigene Gefühle und Meinungen zurückstellen
- für einen anderen Menschen dessen Gefühle und Haltung verbalisieren.

- Ziel der Sitzung ist es **nicht**: das Thema erschöpfend oder auch nur zufriedenstellend zu behandeln.
(Die Aufgaben und Ziele der Sitzung bei abweichender Gruppenzusammensetzung sind gemäß der Aufteilung der vorangegangenen Sitzung verteilt.)

2. Folgende Punkte sind für die Therapeuten zu berücksichtigen:
- Die Therapeuten müssen beim „Wochenspiegel" darauf achten, daß die Patienten die Situationen beschreiben, in denen die Beschwerden aufgetreten sind. Lange Ausführungen über die Art der Symptome können wie folgt unterbrochen werden: „Was haben Sie unmittelbar vorher gemacht oder gedacht?"
Die Patienten sind zu Beginn der Therapie kaum in der Lage, diese Frage zu beantworten. Die Therapeuten verweisen darauf, wie wichtig es ist, diese Situationen genau zu kennen. Häufig äußern sich die Patienten: „Da war gar nichts los, das kam wie aus heiterem Himmel." oder „Diese Nichtigkeit ist doch sicher nicht der Grund für diese Beschwerden!"
Die Therapeuten erklären dann, daß in den meisten Fällen eine Vielzahl von unwichtigen Ereignissen als Auslöser für die Symptome angesehen werden kann. („Die Gründe müssen nicht ‚objektiv' wichtig sein, sondern die entsprechende Situation hat offensichtlich eine Wichtigkeit für Sie, die bewirkt, daß Sie sich intensiv damit beschäftigen müssen.")
- Die Ziele der Körperübung sollen noch einmal aufgezeigt (s. 2. Sitzung, Punkt 4) und über Schwierigkeiten mit der Übung gesprochen werden.
- Die Patienten werden noch einmal darauf hingewiesen, sich bei dem „Wochenspiegel" auf das Wesentlichste zu beschränken.
- Die anschließende gruppendynamische Übung entspricht einer „Alter-Ego-Übung".
- Die dafür notwendigen Paare werden von den Therapeuten zusammengestellt. Ein Paar soll jeweils aus einem Mann und einer Frau bestehen (bzw. entsprechende Aufteilung, s.o.), jeweils aus einem aktiven und einem passiveren Gruppenmitglied.
- Bei ungeraden Gruppengrößen nimmt ein Praktikant oder ein Therapeut an der Übung teil.
- Es ist wichtig, daß die Regeln, die die Therapeuten eingeben, von den Patienten auch eingehalten werden. Wenn die Regeln verletzt werden, unterbrechen die Therapeuten kurz den Ablauf und weisen darauf hin.
- Die Übung besteht aus drei Phasen. In der dritten Phase haben die Patienten häufig Schwierigkeiten, die Funktion des „Alter-Ego" für ihre Partnerin zu übernehmen. Wenn die Männer von sich aus nicht in der Lage sind, auf der emotionalen Ebene für ihre Part-

nerinnen einzugreifen, dann befragen die Therapeuten die Männer zweimal (einmal nach ca. fünf Minuten und dann noch einmal zum Abschluß der Übung): „Äußern Sie sich bitte in der Ich-Form, wie vereinbart und beschreiben Sie, was Ihre Partnerin jetzt denkt und was sie hier jetzt fühlt." Alle drei Partner sollen eine Aussage machen, bzw. diejenigen, die sich bis dahin noch nicht geäußert haben (s. S. 21).

- ❏ Die Männer dürfen ihre eigene Meinung über das Gespräch nicht mit einbringen.
- ❏ Beim Feedback ist es wichtig, darauf zu achten, daß nicht Inhaltliches diskutiert wird, sondern auf die Gefühle der einzelnen in der Situation eingegangen wird.

3. Bevor die Übung beginnt, wird der „Wochenspiegel" erhoben. Die Erklärung im Anschluß daran kann so lauten:

„Ich möchte Sie für die nun folgende **Übung** bitten, sich **so zusammenzusetzen,** daß die **Frauen einen Kreis bilden** und die **Männer auf Lücke dahinter** sitzen" (Paareinteilung durch die Therapeuten).

„Die **Männer** sollen ihre **Partnerin** auch **beobachten können,** ihre Mimik und Gestik, aber dennoch nicht zu nahe sitzen, daß die drei Frauen sich in ihrem Gespräch gestört fühlen können.

Die Übung besteht aus **drei Phasen. In der ersten Phase** haben die **Männer** die Aufgabe, genau **zuzuhören** und zu **beobachten,** was ihre Partnerin tut oder sagt. Sie selbst **dürfen sich nicht am Gespräch beteiligen** und sollten sich aller Äußerungen enthalten.

Die Frauen sollen sich **über ihr Verhältnis zu Männern unterhalten.** Reden Sie darüber, was Sie an Männern mögen, was nicht. Welche Besonderheiten Sie für den Umgang mit Männern im Berufsleben und im Freundeskreis festgestellt haben. Und nicht zuletzt, was die Beziehung zu Ihrem Partner (Ehemann) auszeichnet. Sie haben zunächst **etwa eine viertel Stunde Zeit,** fangen Sie an."

Die Therapeuten sitzen während der Übung abseits und beobachten. Wichtig ist, daß die Regeln befolgt werden. Die Therapeuten dürfen sich auf keinen Fall in eine Diskussion verwickeln lassen darüber, wie die Übung nun inhaltlich genau ablaufen soll. („Sagen Sie uns, worüber wir sprechen sollen.") Inhalt und Ablauf des Gesprächs sollen Frauen selbständig bestimmen.

Außerdem achten die Therapeuten darauf, daß die Frauen nur unter sich reden, nicht zu den Männern und auch nicht zu den Therapeuten. Nach ungefähr einer viertel Stunde unterbrechen die Therapeuten zunächst einmal das Gespräch.

Die nächste Anweisung lautet:

„Ich möchte nun die einzelnen **Paare** bitten, sich so **im Raum** zu **verteilen,** daß Sie sich **ungestört unterhalten** können. Die Männer haben jetzt in der zweiten Phase die Möglichkeit, **weitere Einzelheiten von Ihrer Partnerin** zu **erfahren,** die vielleicht **wichtig** sind, **um sie besser zu verstehen, was sie zu diesem Thema hier denkt und fühlt.** Sie haben wiederum **ca. eine viertel Stunde Zeit."**

– nach einer viertel Stunde abbrechen –

„Kommen Sie nun bitte wieder in der **ursprünglichen Sitzordnung zusammen.**

Die **Frauen** möchte ich nun bitten, das **Gespräch wieder aufzunehmen** und vielleicht noch die Bereiche anzusprechen, zu denen Sie in der ersten Phase noch keine Gelegenheit hatten. Vielleicht sind Ihnen im Gespräch zu zweit aber noch wichtige Gesichtspunkte eingefallen, die Sie jetzt mit den anderen noch ansprechen möchten.

Für die **Männer** gelten **in dieser Phase folgende Regeln.** Sie beteiligen sich **jetzt für Ihre Partnerin in der Ich-Form am Gespräch,** wie ein zweites Ich. Sie sollen **versuchen, auszudrücken, wie es Ihrer Partnerin in der Situation hier und jetzt geht, was sie fühlt und empfindet.** Sie könnten z.B. sagen: ‚Ich (meine Partnerin) finde das Gespräch sehr interessant, aber es fällt mir jetzt schwer, mich dazu zu äußern.' **Ihre eigene Meinung** dürfen **Sie nicht mit einbringen!**

Die **Frauen** haben die **Möglichkeit, Äußerungen,** die sie als unzutreffend empfinden, **richtigzustellen.** Wenden Sie sich aber dabei an Ihre Gesprächspartnerinnen. **Wenn** Ihr **Partner etwas sagen will,** machen Sie für ihn eine **kleine Pause,** dann geht die Unterhaltung weiter.
Haben die Männer noch Fragen? (Beantworten)
Die Frauen können jetzt in ihrem Gespräch fortfahren."

Die Therapeuten unterbrechen den Ablauf nur und greifen ein, wenn:
- die Männer nichts sagen
- ein Mann offensichtlich seine eigene Meinung äußert
- die Frauen sich mit den Männern unterhalten anstatt untereinander
- die Männer nicht in der Ich-Form reden.

Für den ersten Punkt gilt, daß die Therapeuten das Gespräch nach ca. 5 Minuten kurz unterbrechen und die Anweisung (s. S. 19/20) geben. Bei Auftreten der anderen oben genannten Punkte machen die Therapeuten nur kurz darauf aufmerksam, daß das den Regeln widerspricht.

Nach weiteren 15 Minuten wird die Übung dann etwa so beendet:
„An dieser Stelle wollen wir abbrechen. Ich möchte Sie nun bitten, sich **wieder in den Kreis zusammenzusetzen.** Wir wollen nun noch kurz darüber reden, wie die Übung gelaufen ist. Ich möchte Sie darum bitten, jetzt **nicht weiter inhaltlich** auf das Gespräch einzugehen. Wir wollen hier nur **klären, wie es Ihnen in der Situation ergangen ist.** Zunächst **einige Fragen an die Männer:**
- HattenSie Schwierigkeiten,sich einzufühlen?
- War es Ihnen möglich einzugreifen?
- Haben Sie das Gefühl gehabt, Sie verstehen Ihre Partnerin?
- War Ihnen die Situation unangenehm?
- Fällt es Ihnen im allgemeinen leicht, sich mit anderen Menschen zu beschäftigen, sie zu verstehen?"

Diese Fragen sollen alle Teilnehmer kurz beantworten.

Dann folgen noch einige Fragen an die Frauen.
- „Ist es Ihnen schwer gefallen, sich zu äußern?
- Haben Sie sich durch Ihren Partner verstanden gefühlt?
- Können Sie sich sonst gut anderen Menschen mitteilen?
- Können Sie vermitteln, was gefühlsmäßig in Ihnen vorgeht?"

Ganz allgemein wird dann noch darauf eingegangen, wie die Frauen die Männer dargestellt haben. Häufig werden die Beziehungen nur einseitig positiv oder nur negativ dargestellt. Wenn das der Fall ist, sollen die Frauen das noch einmal genauer beobachten als zusätzliche Hausaufgabe. Außerdem bekommen die Männer Feedback darüber, ob sie alle Informationsquellen genutzt haben (Gestik, Mimik etc.).

4. Notwendige Informationen für die kommende Sitzung sind:
„In der nächsten Sitzung wollen wir die Situation dieser Sitzung dann umkehren. Die **Männer werden sich also über ihr Verhältnis zu Frauen unterhalten,** und die Frauen haben die Aufgabe, sich in ihren Gesprächspartner hineinzuversetzen und ihn zu verstehen.

Als **Hausaufgabe** sollen Sie alle einmal **überprüfen,** wie leicht oder schwer es Ihnen fällt, **sich in andere Menschen, z.B. Ihren Partner, hineinzuversetzen und zu verstehen,** was der andere jetzt fühlt und möchte."

5. Das Material für diese Sitzung besteht aus:
dem Gruppenstundenbogen.

5. SITZUNG

– Gruppendynamik –

1. Die Ziele dieser Sitzung entsprechen denen der vorangegangenen mit vertauschten Rollen.

2. Alle Instruktionen für die Therapeuten gelten auch in dieser Sitzung gemäß der 4. Sitzung.
   - ❏ Die Therapeuten bilden allerdings für die Übung neue Paare, damit in den Zweiergesprächen noch weitere Informationen zwischen verschiedenen Gruppenmitgliedern ausgetauscht werden können.

3. Die Sitzung beginnt mit dem „Wochenspiegel" und einer kurzen Besprechung der Erfahrungen im Zusammenhang mit der letzten Sitzung.

   Daran schließt sich die „Alter-Ego-Übung" an. Die Anweisungen werden, für Männer und Frauen getauscht, wiederholt und alle Regeln werden noch einmal bekanntgegeben.

   – Ablauf wie in der 4. Sitzung –

   Beim anschließenden Feedback sprechen die Therapeuten die folgenden Fragen als Denkanstöße für die Patienten kurz an.
   - ❏ Was war wichtig als Erfahrung aus den beiden Sitzungen?
   - ❏ Wie haben die Frauen die Männer dargestellt und umgekehrt?
   - ❏ Wie ist es in den Partnerbeziehungen, können die Patienten sich da immer einfühlen?
   - ❏ Besteht der Anspruch in Partnerbeziehungen, daß der Partner den Patienten auch dann noch versteht, wenn dieser sich nicht direkt äußert?
   - ❏ Können die Patienten leicht ihre Gefühle mitteilen oder macht ihnen das Schwierigkeiten?

4. Den Inhalt der nächsten Sitzung können die Therapeuten folgendermaßen beschreiben:
   „In der nächsten Sitzung wollen wir uns mit einigen **allgemeinen Regeln der Kommunikation** beschäftigen. Ich werde Ihnen diese Regeln gleich aushändigen.
   Ihre **Hausaufgabe** besteht darin, sich **zu jeder Regel zu überlegen, wann Sie diese hier in einer der Sitzungen nicht befolgt haben.**

   Machen Sie sich bitte einige **Notizen dazu,** damit Sie die **Situationen** wieder **erinnern,** wenn wir **nächste Sitzung** hier darüber sprechen. Wir werden die einzelnen **Situationen natürlich nicht alle aufgreifen** können, **aber** Sie können die **Möglichkeit** nutzen, **sich selbst zu überprüfen und zu beobachten,** wie Sie mit diesen Regeln umgegangen sind. Bringen Sie die Regeln bitte wieder mit.

   Für die Patienten, die regelmäßig Tabletten einnehmen, gilt zusätzlich die Hausaufgabe, sich **bis zum nächsten Mal mit dem behandelnden Arzt** zu be**sprechen, welche Medikamente in welchen Dosierungen ab jetzt abgebaut werden können.**

   Denken Sie bitte daran, die Körperübung weiter regelmäßig durchzuführen."

5. Die Materialien sind für diese Sitzung:
   a) der Gruppenstundenbogen und
   b) die Kommunikationsregeln (entsprechend der Anzahl der Patienten).

6. SITZUNG

– Kommunikationsregeln –

1. Die Ziele dieser Sitzung sind:
   - Austausch von Erfahrungen die Kommunikationsregeln betreffend
   - Beseitigung von Mißverständnissen und Unklarheiten die Regeln betreffend
   - Schwierigkeiten bei der Einhaltung der Regeln aufzeigen und Möglichkeiten erarbeiten, die Regeln in vielen Situationen anwenden zu können.

2. Für die Therapeuten gelten folgende Anweisungen:
   - Der „Wochenspiegel" soll nicht viel Zeit, eine halbe Stunde höchstens, in Anspruch nehmen.
   - Die Therapeuten dürfen nicht versäumen, zu klären, was der Patient mit dem Arzt bezüglich des Medikamentenabbaus besprochen hat. Ausführlich gehen die Therapeuten in der 8. Sitzung auf den Umgang mit Medikamenten ein.
   - Bei der Besprechung der Kommunikationsregeln gehen die Therapeuten jeden Punkt einzeln durch.
   - Die aufgetretenen Mißverständnisse werden, möglichst durch Gruppenmitglieder, geklärt, wenn der jeweilige Punkt besprochen wird.
   - Bei den einzelnen Punkten gehen die Therapeuten möglichst oft auf die Beispiele der Patienten ein, die als Hausaufgabe notiert worden sind.
   - Die meiste Kritik erwartet die Therapeuten bei folgenden Punkten: 1., 4. und 7. Punkt. Je gelassener die Therapeuten mit der Kritik umgehen, desto eher sind die Patienten zu motivieren, Experimente mit den Regeln einzugehen.
   - Die Therapeuten müssen die Verallgemeinerbarkeit der Regeln auf alle Situationen des täglichen Lebens immer wieder nachdrücklich betonen. Es gibt zwar Situationen, in denen diese Regeln nicht uneingeschränkt angewendet werden können (z.B. im Berufsleben), dennoch sollen die Patienten versuchen, sich in diesen Situationen im Sinne der Regeln zu überprüfen.
   - Nur durch fortlaufende Erprobung lassen sich den Umständen gemäße Anwendungsformen finden.
   - In dieser Sitzung fördern die Therapeuten das Gespräch der Gruppenmitglieder untereinander und greifen möglichst wenig ein. Allerdings achten sie darauf, daß die Punkte ausreichend, aber nicht zu lange besprochen werden.
   - Wenn nicht alle Regeln in dieser Sitzung behandelt werden können, wird das zu Beginn der nächsten Sitzung, im Anschluß an den „Wochenspiegel", nachgeholt.

3. Zunächst berichten die Patienten im „Wochenspiegel" über die wichtigsten Erfahrungen der letzten Woche.
   Daran schließt sich das Gruppengespräch über die Kommunikationsregeln an.
   Die Anweisung lautet:
   „Wir wollen jetzt die einzelnen **Punkte durchgehen.** Dabei sollten Sie **untereinander bei jedem Punkt zunächst etwaige Fragen klären** und sich **dann** darüber unterhalten, **was Ihnen dazu eingefallen ist.**
   Gibt es zu Punkt 1 irgendwelche Fragen? Wenn ja, wer von Ihnen kann sie beantworten, vielleicht mit Hilfe eines seiner Beispiele?"

   Folgendes soll bei der Besprechung der Punkte erwähnt werden.

Punkt 1:
Die Patienten sollen sich darüber klar werden, daß sie sich in der Regel zu unwichtig mit ihren Wünschen und Bedürfnissen einschätzen. Für gleichberechtigte Beziehungen ist es wichtig, sich auch Kritik von anderen auszusetzen.

Punkt 2:
Wenn die Patienten versuchen, anderen Menschen ihre Gefühle mitzuteilen, haben diese bessere Möglichkeiten, darauf einzugehen. Ein erster Schritt für die Patienten ist es, sich zunächst einmal selbst klar darüber zu werden, was sie fühlen, ehe sie versuchen, diese Gefühle auch mitzuteilen. Die Patienten sollen die Regeln zunächst im privaten Bereich anwenden, da ist die Unsicherheit nicht so groß.

Punkt 3:
Die Beachtung dieses Punktes müssen sich die Therapeuten von nun an ganz konsequent vornehmen und die Patienten *immer* korrigieren, wenn sie von „man" sprechen. Für die Therapiesitzungen sind nur Aussagen von Bedeutung, die in Ich-Form gemacht werden können.

Punkt 4:
Die Berücksichtigung von diesem Punkt ist besonders in engen Beziehungen wichtig. Die Patienten sollen versuchen, dem Partner ihre Wünsche mitzuteilen und dann versuchen, zu einer Einigung über die Durchsetzung dieser Wünsche zu gelangen.

Punkt 5:
Besonders wichtig ist der Blickkontakt mit der Gruppe, nicht nur mit den Therapeuten. Auch diesen Punkt sollen die Therapeuten im weiteren Verlauf beachten und die Patienten immer wieder darauf hinweisen.

Punkt 6:
Dieser Punkt ist ähnlich wie Punkt 4 besonders bei Konflikten in engen Beziehungen zu beachten. Wenn diese Regel nicht befolgt wird, dann werden häufig Vorwürfe in der folgenden Form gemacht: „**Du** hast schon wieder …, weil **Du** sowieso nie …!!"

Punkt 7:
Die Patienten sollen sich darüber klar werden, daß sie den Gruppenmitgliedern zumuten (oder anderen Gesprächsteilnehmern), sich als „Hellseher" auszuzeichnen. Da Störungen immer durch Gestik und Mimik, sowie das gesamte Verhalten deutlich werden, ist es nur fair, auch zu sagen, was einen bewegt.

Punkt 8:
Da die Therapie die körperlichen Symptome als Signale versteht, ist dieser Punkt sehr wichtig. Die Patienten müssen versuchen, ihre körperlichen Symptome zu beachten und mitzuteilen, welche Gefühle mit den Symptomen verbunden sind. Die Beschreibung der Gefühle soll an die Stelle der Beschreibung der Symptome selbst treten.

Das Sich-Bewußtwerden über die Regeln in den verschiedenen Situationen des täglichen Lebens ist äußerst notwendig und der wichtigere Schritt. Das Umsetzen der Regeln ist selbstverständlich abhängig von der jeweiligen Situation. Zunächst sollen die Patienten leichte Situationen zum Üben ausnutzen und sich dann langsam in der Schwierigkeit steigern.

4. Über die nächste Sitzung geben die Therapeuten folgende Informationen:

„In den **nächsten beiden Sitzungen** wollen wir uns mit der **Kommunikation in Ihrer engen Partnerbeziehung** oder einer ähnlich engen Beziehung (z.B. Eltern) beschäftigen. Machen Sie sich bitte bis zur nächsten Sitzung Gedanken darüber, was in dieser Beziehung immer wieder zu Spannungen führt. Versuchen Sie sich **eine Situation auf**zu**schreiben, die für diesen Konflikt typisch** ist. Dann werden wir versuchen, mit Hilfe von **Rollenspielen** zu klären, was die Situation so schwierig macht und wie sie zu verändern ist.

Da wir uns in einer Sitzung nicht mit Ihnen allen gleichermaßen ausführlich beschäftigen können, werden wir das Thema noch in einer weiteren Sitzung behandeln.

Die **Hausaufgabe** für alle besteht darin, die **Kommunikationsregeln in möglichst vielen verschiedenen Situationen anzuwenden** oder zu klären, was die Anwendung verhindert hat. Vergessen Sie auch nicht, die Körperübung weiter regelmäßig durchzuführen."

5. An Material brauchen die Therapeuten für diese Sitzung:
   a) den Gruppenstundenbogen und
   b) ein Exemplar der Kommunikationsregeln (für Therapeuten).

7. SITZUNG

– Kommunikation –

1. Die Sitzung hat folgende Ziele:
   - ❏ Austausch über Erfahrungen mit den Kommunikationsregeln
   - ❏ offen über sich und seine Probleme sprechen
   - ❏ Darstellung eines Konfliktes in der Gruppe (Rollenspiel)
   - ❏ Aufzeigen von Möglichkeiten und Veränderungen und Lösungen für die dargestellten Konflikte.
   - ❏ aktive Mitarbeit aller Gruppenmitglieder am Klärungsprozeß

2. Für die Therapeuten ist in dieser Sitzung folgendes zu beachten:
   - ❏ Der „Wochenspiegel" und die Besprechung der Hausaufgaben kann diesmal (ohne Ankündigung) von den Therapeuten zeitlich bis zu einer dreiviertel Stunde ausgedehnt werden. Alle Patienten sollen zu der Hausaufgabe „Anwendung der Kommunikationsregeln" etwas berichten. Dabei ist es wichtig zu klären: in welchen Situationen wurden die Regeln angewandt und mit welchem Ergebnis?
   - ❏ Schon während des „Wochenspiegels" achten die Therapeuten darauf, daß die Regel „Ich statt man oder wir" eingehalten wird und daß der Blickkontakt auch mit der Gruppe aufgenommen wird und nicht nur mit den Therapeuten. Selbst auf die Gefahr hin, den Patienten damit „auf die Nerven zu fallen", müssen die Therapeuten immer wieder unterbrechen und korrigieren. Es empfiehlt sich, einen Hinweissatz zu formulieren, den die Therapeuten dann wie ein Stichwort verwenden können („Sagen Sie ‚ich' statt ‚man', bitte.").

   Für das Rollenspiel gelten die anschließenden Hinweise:
   - ❏ Das Rollenspiel muß nicht von allen Patienten durchgeführt werden. Die Patienten, für die dieses Thema am wichtigsten ist, können – möglichst freiwillig – ein Rollenspiel machen. Nach unseren Erfahrungen ist bei dieser Übung das „Lernen am Modell" sehr ausgeprägt.
   - ❏ Die Therapeuten achten darauf, daß die Beschreibung des Konfliktes zunächst knapp ist und nur die wesentlichsten Voraussetzungen für das Verständnis der Situation gegeben werden.
   - ❏ Der Übergang von dieser kurzen Beschreibung zum Rollenspiel wird von den Therapeuten aufmunternd, aber auch bestimmt gestaltet.
   - ❏ Es ist wichtig, daß das Rollenspiel außerhalb des Teilnehmerkreises, etwas abseits im Raum, durchgeführt wird, damit der spielende Patient sich konzentrieren kann und nicht durch die Gruppe abgelenkt wird.
   - ❏ Wenn die Patienten der Rollenspielsituation ausweichen wollen, indem sie zwar ein Beispiel bringen, es aber nicht darstellen wollen, dann sollen die Therapeuten nicht nachgeben, sondern versuchen, weitere Hilfen für die Durchführung zu geben.
   (Z.B. greifen die Therapeuten die Situationsbeschreibung wieder auf und fahren dann fort: „Stellen Sie sich vor, da sitzt Ihr Partner und sagt zu Ihnen … . Was haben Sie darauf geantwortet?")
   - ❏ Die Therapeuten, die noch wenig Rollenspielerfahrung haben, sollten die Ankündigung und Durchführung eines Rollenspiels (z.B. mit Kollegen) vorher üben.
   - ❏ Hinweise und Anregungen für mögliche Rollenspiele ergeben sich in der Regel aus dem „Wochenspiegel".

- Die Regeln für das Rollenspiel müssen dem Patienten bei Nichtbeachtung immer wieder in Erinnerung gerufen werden: wörtliche Aussagen zu machen; nicht zur Gruppe oder zum Therapeuten gewendet zu sprechen, sondern zu seinem „Partner" (leerer Stuhl); die Plätze zu wechseln, wenn der Patient für seinen Gesprächspartner redet (s. Ablauf der Sitzung).

- Wenn sich der Konflikt schweigend abspielt, dann kann der Patient im Rollenspiel zunächst die Ausgangssituation bis zum Beginn des Schweigens in „wörtlicher Rede" darstellen. Anschließend soll er das spielen oder erklären, was er gedacht und gefühlt hat während des Schweigens, wie er sich verhalten hat und was er hätte sagen und tun wollen.

Zu den Hausaufgaben:

- Die Hausaufgaben orientieren sich jetzt zunehmend an den individuellen Problemen der Patienten. Außerdem lassen die Therapeuten die Hausaufgaben, wenn möglich, von dem betreffenden Patienten selbst formulieren (z.B. „Was denken Sie selbst, was Sie bis zur nächsten Sitzung tun könnten?").

- Wichtig:
  Die Therapeuten müssen darauf achten, daß am Ende der Sitzung jeder Patient genau weiß, worin seine Hausaufgabe besteht. Ist die Hausaufgabe nach Meinung des Therapeuten zu schwierig, dann bringt er seinen modifizierten Vorschlag ein und erklärt, welche Bedenken er hat. Die letzte Entscheidung über die Hausaufgabe trifft aber auf jeden Fall der Patient.

- Der Schwerpunkt der Hausaufgaben liegt (bis zur 12. Sitzung) auf dem genauen Beobachten und Analysieren von Verhalten in Situationen, nicht im Verändern.

- Zum Verständnis der Hausaufgaben und ihres Stellenwertes in dieser Therapie weisen die Therapeuten noch einmal darauf hin, daß sich die Patienten mit einer Hausaufgabe möglichst nicht überfordern dürfen (Mißerfolgserlebnis), sondern kontinuierlich auf ein Ziel in kleinen Schritten zusteuern müssen (Erfolgserlebnisse).

- Wenn ein Patient sich keine Hausaufgabe vornehmen möchte (aber könnte), weisen die Therapeuten (freundlich, ohne Vorwurf) zwar auf die Wichtigkeit von Übungen hin, überlassen die Entscheidung aber dem Patienten.

- Die Therapeuten machen sich zu den individuellen Hausaufgaben Notizen, um sie genau wieder abfragen zu können.

- Dadurch, daß die Patienten zunehmend ihre Ziele und Hausaufgaben selbst formulieren (ausgehend von den behandelten Inhalten), wird die Eigenverantwortlichkeit der Patienten unterstützt und herausgehoben.

- Alle individuellen Hausaufgaben gelten nur von einer Sitzung bis zur nächsten Sitzung. Dann werden sie entweder modifiziert oder unverändert noch einmal gestellt. Wenn es keine Schwierigkeiten gab, wird eine neue Hausaufgabe formuliert.

3. Der Ablauf der Sitzung ist etwa so zu beschreiben:

   Zunächst wird ausführlich der „Wochenspiegel", die Hausaufgabe, besprochen. Wenn bei der Durchführung der Hausaufgabe Mißerfolge aufgetreten sind, dann werden diese geklärt und Alternativen aufgezeigt.

   Daraufhin werden entweder die noch nicht besprochenen Kommunikationsregeln durchgesprochen (nicht zu ausführlich!) oder mit einem Rollenspiel begonnen.

   Da es viele Möglichkeiten und Anweisungen gibt, ein Rollenspiel zu gestalten, wird an dieser Stelle, anhand eines Beispiels, beschrieben, wie die Autorin die Rollenspiele im Rahmen der Therapie durchgeführt hat.

Rollenspiel zum Thema:
Ein (immer wiederkehrender, nicht unbedingt schwerwiegender) Konflikt in einer engen Beziehung wie zum Beispiel der Partnerbeziehung, der Eltern-Kind-Beziehung, einer Freundschaft, aber nicht aus dem Arbeitsbereich.

Der Patient soll zunächst kurz die Beziehung schildern, daraufhin die Voraussetzungen und die auslösenden Bedingungen für den Konflikt. Dabei versuchen die Therapeuten, den Patienten dahin zu leiten, daß er in „wörtlicher Rede" erzählt. Diese wörtliche Darstellung soll dann schnell in das eigentliche Rollenspiel übergeleitet werden.

> **Beispiel:**
> Die Patientin Frau P. berichtet, daß sie sich immer wieder mit ihrem Mann streitet, und zwar darüber, wie er sich bei Telefongesprächen mit ihr verhält.
> Daraufhin sagt der Therapeut:
> *„Erzählen Sie uns, wie so ein Gespräch zum Beispiel abläuft.* Damit wir eine Vorstellung davon bekommen, wie sich diese Situation zwischen Ihnen entwickelt, möchte ich Sie bitten, hier auf einem der beiden Stühle Platz zu nehmen." (**Die beiden Stühle sind, abseits der Gruppe, gegenüber aufgestellt.**) *„Der Stuhl, auf dem Sie jetzt sitzen, stellt Ihre Person dar, der andere Ihren Ehemann.* Versuchen Sie jetzt, sich *ganz auf die Situation* zu *konzentrieren,* die Sie darstellen wollen, und sehen Sie möglichst nicht zu mir (Therapeut) oder zur Gruppe hier herüber.
> Sie (die *Gruppenmitglieder) beobachten* jetzt, was zwischen den beiden abläuft und wie es abläuft. Sie versuchen dann *anschließend,* die *Besonderheiten herauszuarbeiten und Änderungen vorzuschlagen.*
> Stellen Sie (die Patientin Frau P.) sich jetzt bitte vor, Sie sitzen am Telefon und wollen Ihren Mann anrufen. Sie haben seine Nummer gewählt und warten darauf, daß er sich in seinem Büro meldet. Ihr Mann nimmt den Hörer ab, was sagen Sie als erstes zu ihm?"
> Frau P.:
> „Hallo, ich möchte gerne etwas mit Dir besprechen wegen der Verabredung heute abend."
> Der Therapeut:
> „Wechseln Sie jetzt bitte auf den anderen Stuhl und antworten Sie mit dem, was Ihr Mann darauf erwidert. Dann wechseln Sie wieder zu Ihrem Stuhl und antworten, und so weiter. Bleiben Sie in der ‚wörtlichen Rede', damit uns deutlich wird, wie Sie miteinander reden."
> Frau P. als Ehemann:
> „Ach, Du bist es, warte doch bitte einen Moment." Dann legt er den Hörer nieder und spricht an einem anderen Apparat weiter.
> Frau P.:
> „Hallo, hörst Du mich noch, es dauert nur ein paar Minuten, hallo!!"
> Damit ist das eigentliche Rollenspiel in diesem Fall schon zu Ende.
> Frau P. erzählt dann noch, daß sie sich in dieser Situation unheimlich ärgert, das Gefühl hat, von ihrem Mann nicht wichtig genommen zu werden. Sie wartet, mit dem Hörer am Ohr, ab, bis ihr Mann sich wieder meldet. Früher habe sie ihrem Ärger Ausdruck verliehen, jetzt sage sie nichts mehr, weil sie den Eindruck hat, auf „taube Ohren" zu stoßen. Ihr Mann versteht gar nicht, worüber sie sich eigentlich aufregt, sie hingegen ärgere sich immer wieder über dieses Verhalten.

Bei ausgedehnteren Konflikten soll das Rollenspiel ungestört, bis auf Hinweise die Regeln betreffend, ungefähr zehn Minuten lang dauern. Das Rollenspiel wird dann abgebrochen, wenn ungefähr klar geworden ist, welche Ursachen und Auslöser im Kommunikationsverhalten des Patienten ausschlaggebend sein könnten für den Konflikt. Selbstverständlich kann nicht erschöpfend beurteilt werden, was den Konflikt bedingt, aber aus dem Rollenspiel müssen Anregungen für Veränderungen im Verhalten des Patienten gezogen werden können.

Der Patient bekommt im Anschluß an das Rollenspiel Hinweise, in welcher Richtung er welches Verhalten wie verändern könnte und sollte. Die Therapeuten halten sich in der Feedback-Phase zunächst zurück und überlassen die Aktivität der Gruppe. Als erster hat der Patient die Gelegenheit, zum Rollenspiel Stellung zu nehmen.
- Ist es dem Patienten schwer gefallen, das Rollenspiel durchzuführen? Wenn ja, warum?
- War die Situation realistisch dargestellt?
- Was ist dem Patienten selbst aufgefallen, kann er Veränderungsvorschläge machen?

Daran schließen sich Fragen und Hinweise, sowie konkrete Vorschläge der Gruppenmitglieder und Therapeuten an.
- Was ist uns aufgefallen?
- Was könnte ich verändern?
- Geht es uns ähnlich, und wie verhalten wir uns in so einer Situation?

Bei Frau P. stellten die Gruppenmitglieder fest, daß sie sich mit dem Verhalten ihres Mannes nicht abfinden wollte, aber auch keinen Weg sah, es zu ändern. Wichtig erschien es den Gruppenmitgliedern, daß sich Frau P. nicht gegen das Verhalten wehrt. Ihr wurde von der Gruppe der Vorschlag gemacht, doch einfach mal den Hörer aufzulegen und zu warten, bis ihr Mann wieder anruft.

Die Feedbackphase schließt ab mit einer konkreten Anweisung in Form einer Hausaufgabe für den Patienten, was er in der angesprochenen Beziehung in diesem Konflikt verändern kann.

Für Frau P. wurde folgende Hausaufgabe formuliert:
Sie soll zunächst noch einmal mit ihrem Mann darüber sprechen, daß sie dieses Verhalten stört, und was sie dabei empfindet. Dann soll sie ihm mitteilen, was sie bei dem nächsten Telefongespräch tun wird, nämlich den Hörer auflegen und warten, daß er wieder anruft, wenn er Zeit hat, mit ihr zu sprechen. Dann soll sie das auch auf jeden Fall durchhalten, wenn er sich in der beschriebenen Form verhält, egal, worüber sie mit ihrem Mann sprechen wollte.

Wenn die Zeit ausreicht, kann noch ein Gruppenmitglied ein Rollenspiel durchführen. Anderenfalls wird die verbleibende Zeit genutzt, Fragen und Probleme, die sich aus dem Rollenspiel ergeben haben, anzusprechen. Günstig ist es, wenn sich daraus ein weiteres Rollenspiel ergibt, auf das in der folgenden Sitzung gleich eingegangen werden kann.

4. Die 8. Sitzung entspricht in ihrem Ablauf im wesentlichen dem der 7. Sitzung, mit demselben Thema.

Die Hausaufgaben ergeben sich zum Teil aus den Erfahrungen mit den Kommunikationsregeln, zum anderen aus dem Rollenspiel. Für alle Patienten gilt die zusätzliche Hausaufgabe, sich noch einmal intensiv in auftretenden Problemsituationen die Partnerschaft betreffend (bzw. eine andere enge Beziehung) zu beobachten.

5. Das Material für diese Sitzung besteht nur aus:
dem Gruppenstundenbogen.

8. SITZUNG

– Kommunikation –

1. Die Ziele der Sitzung entsprechen denen der vorangegangenen. Zusätzlich wird der Umgang und Abbau des Medikamentenverbrauches geklärt.

2. Die Anweisungen für die Therapeuten gelten in gleicher Weise wie in der 7. Sitzung.
   - In dieser Sitzung kann der „Wochenspiegel" und das Besprechen der Hausaufgaben relativ viel Zeit in Anspruch nehmen, aber nicht länger als eine dreiviertel Stunde dauern.
   - Wenn die Konflikte in engen Beziehungen in der Gruppe als nicht so belastend von den Patienten dargestellt werden, auch von den Therapeuten akzeptiert, dann kann die Zeit auch mit der Besprechung von Konflikten im Arbeitsbereich genutzt werden.
   - Zur Einnahme von Medikamenten:
     Das Wichtigste bei dem Abbau der Medikamente ist es, die Verbindung zwischen dem Auftreten der Beschwerden und der Einnahme der Medikamente zu entkoppeln zum einen und zum anderen, die Einnahme langsam, aber stetig zu vermindern.
     Wenn eine Absprache getroffen wurde, dann soll sie unter allen Umständen eingehalten werden (z.B. morgens eine halbe Tablette anstelle einer ganzen). Diese Absprache gilt dann immer nur für den Zeitraum zwischen zwei Sitzungen, dann wird eine neue Absprache getroffen (vielleicht auch die Fortsetzung der bestehenden). Die Patienten werden darauf hingewiesen, daß anzunehmen ist, daß sich die Symptome verstärken, daß sie aber, wenn irgend möglich, die Einnahme der Medikamente vom Auftreten der Symptome unabhängig machen sollen. Die Ursachen und Auslöser für die Beschwerden können erst dann deutlicher werden, wenn die Patienten ohne Medikamente (bzw. weniger) bestimmte Situationen beobachten können. Durch die Einnahme der Medikamente unmittelbar dann, wenn die Beschwerden auftreten, wird das Verdrängen der Auslöser wesentlich begünstigt. Selbstverständlich muß der geplante Abbau medizinisch vertretbar sein.
     Wenn der Patient eine Vereinbarung nicht einhalten konnte, ist zu klären, was der Grund dafür war. Hilfen können nach unseren Erfahrungen sein, den Zeitpunkt der Tabletteneinnahme genau festzulegen oder die Dosierung noch geringfügiger zu ändern (am besten beides).

3. Die Sitzung beginnt mit dem „Wochenspiegel" und der Besprechung der Hausaufgaben.
   Dann wird kurz die Einnahme der Medikamente geklärt und festgelegt. (In manchen Fällen ist es günstig, daß der Patient sich erst bis zum Ende der Stunde überlegen kann, auf welche Vereinbarung er sich einlassen kann und will.)

   Daran schließt sich dann ein weiteres Rollenspiel zum vorgegebenen Thema an.
   Den Schluß bildet die Feedback-Phase, die noch einmal die Erfahrungen zusammenfassen kann.

4. Die folgende Sitzung kann von den Therapeuten wie folgt angekündigt werden:
   „**In der nächsten Sitzung** wollen wir als Ergänzung zu den Kommunikationsregeln diese **Feedback-Regeln besprechen,** die ich Ihnen hier mitgebracht habe. Feedback heißt Rückmeldung geben. Ich möchte Sie bitten, diese Regeln zu Hause durchzulesen und sich dazu Gedanken zu machen. **Am Schluß dieses Zettels finden Sie einige Fragen, die wir hier in der nächsten Sitzung besprechen wollen.** Damit haben Sie einen Anhaltspunkt, worauf Sie achten sollen."

Zusätzlich werden die Hausaufgaben für einzelne Gruppenmitglieder formuliert und festgelegt.

5. Die folgenden Materialien sind für diese Sitzung erforderlich:
   a) der Gruppenstundenbogen und
   b) die Feedback-Regeln (entsprechend der Anzahl der Gruppenmitglieder).

9. SITZUNG

– Feedback-Regeln –

1. Die Ziele dieser Sitzung lauten wie folgt:
   - ❏ Austausch von Erfahrungen im Zusammenhang mit den Feedback-Regeln
   - ❏ Beseitigung von Mißverständnissen und Unklarheiten diese Regeln betreffend
   - ❏ Darstellung von Schwierigkeiten mit Feedback und Aufzeigen von Möglichkeiten, diese zu bewältigen.

2. Folgendes ist für die Therapeuten zu berücksichtigen:
   - ❏ Bei der Besprechung der Fragen zu den Feedback-Regeln ist von den Therapeuten zu beachten, daß alle Patienten sich möglichst genau zu den Fragen äußern. Die Regeln bilden die Grundlage für das Soziogramm (10. Sitzung) und sollen daher umfassend für alle Patienten besprochen werden.
   - ❏ Die Therapeuten geben aber noch keinen Hinweis auf das Soziogramm (bis zum Ende dieser Sitzung), um die Beurteilungen nicht zu beeinflussen.
   - ❏ Wie bei den Kommunikationsregeln gilt es, die Patienten zu größerer Risikobereitschaft im zwischenmenschlichen Bereich zu ermuntern.
   - ❏ Die Regeln werden von den Therapeuten durch praktische Beispiele (wenn möglich, die der Patienten aufgreifen) veranschaulicht.
   - ❏ Die Therapeuten überlassen die Aktivität (wie z.B. das Beantworten von Fragen) der Gruppe. Wenn sich die Gruppe mit einzelnen Punkten zu lange beschäftigt, greifen die Therapeuten ein.
   - ❏ Die letzten zehn Minuten der Sitzung müssen für das Ausfüllen des Soziogramms vorgesehen werden.

3. Der Ablauf der Sitzung gestaltet sich so, daß zu Beginn der „Wochenspiegel" erhoben wird. Die Anweisungen des anschließenden Gruppengespräches können ungefähr so gegeben werden:
   „Wir wollen diese **Feedback-Regeln** nun **folgendermaßen besprechen. Zunächst** werden wir **für jeden Abschnitt klären,** ob es irgendwelche **Mißverständnisse** mit dem Text gegeben hat. **Danach** gehen wir **die Fragen der Reihe nach durch und besprechen, was** Ihnen dazu **aufgefallen** ist.
   Fangen wir mit dem ersten Abschnitt an, gibt es da etwas zu klären?"

   Zu den einzelnen Punkten soll folgendes auch angesprochen werden:

   Punkt 1:
   - ❏ Viele Patienten sind nicht in der Lage, sich und andere zu loben. Daher ist es wichtig, an dieser Stelle noch einmal darauf hinzuweisen, daß die Patienten das auch lernen können. Nicht nur negative Ereignisse sollen bemerkt und kritisiert werden, sondern in möglichst gleicher Häufigkeit auch Positives.
   - ❏ Es besteht häufig ein wesentlicher Unterschied zwischen der Fähigkeit, zu kritisieren, und der Fähigkeit, Kritik zu ertragen und konstruktiv zu verarbeiten.
   - ❏ In Partnerbeziehungen ist Feedback unerläßlich, um Mißverständnisse zu verhindern. Dabei soll Feedback als Hilfe und nicht als Möglichkeit, Vorwürfe loszuwerden, eingesetzt werden.
   - ❏ Die Patienten sollen zu den vorgegebenen Beispielen mögliche, eigene Formulierungen finden.

Punkt 2:
- ❏ Die angegebene Reihenfolge ist wichtig, da die meisten Patienten zunächst einmal bei ihrem Gegenüber dessen Gefühle feststellen und diese äußern. Der Schritt, sich in erster Linie über die eigenen Gefühle klarzuwerden, wird von vielen Patienten unterlassen.
- ❏ Der letzte Schritt, in einen Austausch mit dem anderen zu kommen, wird häufig vergessen. Vielfach endet ein Gespräch mit der Feststellung von Meinungen oder Standpunkten, aber es kommt zu keinem konstruktiven Dialog.
- ❏ Dann wird noch geklärt, welche der angegebenen Möglichkeiten, Feedback zu geben, die Patienten im Moment anwenden und auch, wem gegenüber (Beispiel: bewußt oder unbewußt).

Punkt 3:
a) Viele Patienten machen den Fehler, Feststellungen als Beschreibungen darzustellen. Die Therapeuten können das anhand eines Beispieles korrigieren (z.B. „Du bist so unnahbar", besser: „Ich kann häufig nicht verstehen, was Dich zu solch knappen Antworten veranlaßt. Ich erlebe das dann als Zurückweisung").

b) Die Patienten sollen versuchen, ein Beispiel zu geben, welches dem vorgegebenen in etwa entspricht.

c) Wenn die Patienten ungeübt sind im Feedback geben, dann ist es selbstverständlich, daß sie Fehler machen. Aber diese Fehler ermöglichen dann auch eine Klärung und Modifizierung des Vorgehens.

d) Wenn sich das Feedback auf Verhaltensweisen bezieht, die der Betroffene nicht ändern kann (körperliche Behinderungen bedingen störendes Verhalten, z.B. Schnarchen) oder vielleicht nicht ändern will (erst frühstücken und dann zähneputzen z.B.), dann können die Beteiligten versuchen, nach der Klarstellung einen Kompromiß in dem Sinne zu finden, daß der Patient auch etwas tun darf, was den Partner stört.

e) Zu Beginn wird der Patient häufig die Erfahrung machen, daß sein Feedback nicht erbeten ist. Mit zunehmender Übung wird der Patient dann sicherer im Verteilen von Feedback und ist dann auch eher in der Lage, sein Feedback zurückzuhalten bzw. zu einem günstigeren Zeitpunkt noch einmal darauf zurückzukommen.
Viele Patienten wenden ein, daß andere ja auch ungebeten Feedback geben und sich nicht diesen Regeln gemäß verhalten. Wichtig ist, daß sich zunächst einmal der Patient vornimmt, diese Regeln einzuhalten. Wenn seine Umwelt dann bestimmte Erfahrungen mit ihm macht, besteht die Möglichkeit, daß die Umwelt auf das veränderte Verhalten auch anders reagiert (im Sinne dieser Regeln).

f) Über einen „richtigen" oder „falschen" Zeitpunkt gehen die Meinungen weit auseinander. Die Patienten müssen hierbei unterscheiden lernen. Es geht einmal um das Ansprechen von Ärgernissen bzw. Konflikten, zum anderen aber um deren Klärung und Lösung. Für das Ansprechen ist der früheste Zeitpunkt immer der günstigste. Für eine Klärung und Lösung ist es wichtig, daß die Beteiligten sich Zeit nehmen, und von daher soll dieses ausführliche Gespräch durchaus an einem günstigen Zeitpunkt für beide stattfinden.
Wenn ein Partner einen Konflikt nicht gleich angehen will, weil er z.B. den ganzen Tag gearbeitet hat, sondern erst nach einer Ruhepause, dann wäre es ein wichtiges Feedback, das dem Partner mitzuteilen und einen Zeitpunkt für das notwendige Gespräch vor dieser Pause kurz festzulegen.
In Partnerschaften ist es häufig das Problem, daß einer der beiden immer alles gleich klären muß, der andere denkt lieber erst einmal nach. Eine weitere Form ist die des „Alte-Wäsche-Waschens", was besagt, daß viele Vorwürfe zunächst einmal gesammelt und dann auf einmal zu einem viel späteren Zeitpunkt angesprochen werden. „Alte-Wäsche-Waschen" würde auch bedeuten, daß man seinen Partner im unklaren darüber läßt, ob ein Konflikt beigelegt ist oder noch nicht. Dieser Konflikt wird dann später („Alte-Wäsche") wieder aufgegriffen, vorwurfsvoll und im Zusammenhang mit anderen Problemen. Es ist also wichtig, mitzuteilen, daß man zunächst eine „Denkpause" einlegen möchte,

den Konflikt aber zu einem späteren Zeitpunkt noch weiter klären möchte. Für den Partner, der lieber alles gleich klären möchte, ist es notwendig, diese „Denkpause" akzeptieren zu lernen, wenn der Zeitpunkt von beiden festgelegt worden ist für das weitere Gespräch.

g+h) Diese beiden Punkte sind vorwiegend in Gruppen von mehreren Personen zu berücksichtigen. Wenn die beiden Beteiligten eines Feedbacks nicht in der Lage sind, aufgrund ihrer emotionalen Anspannung so genau hinzuhören, was der andere sagt, empfiehlt es sich, bei Konflikten einen oder mehrere Personen als Kontrolle und damit als Hilfe hinzuzuziehen.

Punkt 4:
Die sich anschließenden Spielregeln sollen sich die Patienten oft wieder ins Gedächtnis rufen und sich überprüfen, ob sie sie befolgen. Außerdem besprechen die Patienten, welcher Unterpunkt für sie am schwierigsten einzuhalten ist.

Punkt 5:
Die Klärung der Fragen zur Situation, in der Feedback erteilt wird, geben den Therapeuten zusätzlichen Aufschluß darüber, welche Verhaltensweise den einzelnen Patienten Schwierigkeiten bereiten. Diese Informationen sind bei der Durchführung und Besprechung des Soziogramms eine große Hilfe.

Die Therapeuten weisen die Patienten darauf hin, wie wichtig die Form für das Feedback ist. Nahezu jeder Inhalt läßt sich durch eine angemessene Form als Feedback mitteilen.

Die Patienten haben häufig den Eindruck, daß sie durch das Einhalten der Regeln dazu gebracht werden, „Dinge auf die sanfte Tour" anzusprechen, und möchten sich darauf nicht einlassen. Es läßt sich aber schnell nachweisen von den Therapeuten, daß gerade diese Patienten viele Dinge gar nicht ansprechen, weil sie Angst haben, den anderen durch ihre „harte Form" zu verletzen bzw. daß es durch das Ansprechen zu größeren Konflikten kommt. Dann ist eine „sanfte Tour" immer noch besser, als Dinge gar nicht anzusprechen.

Wie bei den „Kommunikationsregeln" sollen sich die Patienten auf einen langen Lernprozeß einstellen, bis diese Regeln zur Selbstverständlichkeit geworden sind.

4. Der Ablauf der nächsten Sitzung wird bestimmt durch die Besprechung des Soziogramms. „Ich werde Ihnen jetzt ein sogenanntes **Soziogramm** aushändigen, das Sie bitte anschließend **möglichst spontan ausfüllen.** Sie können nur zwischen den Gruppenmitgliedern wählen, bitte füllen Sie alle Kategorien aus. Die genaue Besprechung dieses Soziogramms wird uns in den nächsten beiden Sitzungen beschäftigen.

Als **Hausaufgabe** lesen Sie bitte noch einmal die **Feedback-Regeln** durch und **überprüfen** sich daraufhin, wie Sie damit umgehen **im täglichen Leben** und wo Ihre **Schwierigkeiten** bestehen. Günstig ist es, wenn Sie diese Regeln einmal ausführlich **mit** Ihrem **Partner besprechen."** (Zusätzlich eine individuelle Hausaufgabe.)

Die Therapeuten müssen darauf achten und bestehen, daß alle Kategorien des Soziogramms von jedem Gruppenmitglied (ohne Absprachen untereinander!) ausgefüllt werden. Dann wird das Soziogramm eingesammelt, um zu verhindern, daß die Patienten bei längerem Nachdenken zu Hause Änderungen vornehmen.

5. Die Materialien für diese Sitzung sind:
   a) der Gruppenstundenbogen
   b) ein Exemplar der Feedback-Regeln (für Therapeuten) und
   c) das Soziogramm (entsprechend der Anzahl der Gruppenmitglieder).

10. SITZUNG
– Soziogramm –

1. Diese Sitzung hat folgende Ziele:
   - ❑ Überprüfung der ursprünglichen Therapieziele (s. 2. Sitzung)
   - ❑ direktes, möglichst konkretes Feedback erteilen
   - ❑ aufmerksames Aufnehmen von Feedback
   - ❑ Bewußtwerden von Beweggründen für spontane Beurteilungen von anderen Menschen
   - ❑ Ziel der Sitzung ist es **nicht:** eine „wahre, umfassende und gerechte" Beurteilung über ein Gruppenmitglied abzugeben.

2. In dieser Sitzung gibt es für die Therapeuten die anschließenden Anweisungen zu berücksichtigen:
   - ❑ Bei dieser (und der folgenden) Sitzung ist es besonders wichtig, daß die vorgegebenen Regeln von den Gruppenmitgliedern eingehalten werden.
   - ❑ Für viele Patienten bestehen ziemlich starke Ängste im Zusammenhang mit Feedback über sie, so daß nur durch eine Struktur erreicht wird, daß diese Ängste nicht zu groß werden.
   - ❑ Die Therapeuten können durch die Vorgabe und Einhaltung der Regeln bewirken, daß Aggressionen und Unstimmigkeiten, die vielleicht innerhalb der Gruppe bestehen, nicht auf verletzende Weise ausgetragen werden.
   - ❑ Die Patienten müssen ihre Wahlen in der zweiten Phase auf jeden Fall begründen. Die Therapeuten können einen Aufschub gewähren, fragen aber auf jeden Fall noch einmal nach, ehe der nächste Punkt angesprochen wird.
   - ❑ Die Unterbrechungen im Ablauf sind auf dem Muster für Therapeuten (gilt für die zweite Phase) vermerkt.

3. Zu Beginn werden der „Wochenspiegel" erhoben und die Hausaufgaben besprochen.
   Die Therapieziele werden vorgelesen (Therapiehandzettel), und die Patienten geben zu den einzelnen Zielen kurz an, ob und welche Veränderungen eingetreten sind. Alte Therapieziele können an dieser Stelle als erledigt angegeben oder modifiziert werden. Neue Therapieziele werden mit auf dem Therapiehandzettel vermerkt.

   Daran schließt sich die Auswertung des Soziogramms an. „Ich gebe Ihnen jetzt das von Ihnen ausgefüllte Soziogramm zurück, und wir wollen dann mit der **Auswertung** beginnen. Ich möchte Sie bitten, die **Regeln,** die ich Ihnen **zu dem Vorgehen** gebe, **auf jeden Fall zu beachten.** Ich werde Sie **sofort unterbrechen, wenn eine Regel nicht befolgt wird.** Die Regeln **stützen sich** im wesentlichen **auf die Feedback-Regeln,** die wir in der vergangenen Sitzung besprochen haben.
   Zunächst einmal wollen wir uns einen **Überblick** über die einzelnen Wahlen verschaffen. Dazu bitte ich Sie nun **der Reihe nach** zunächst **alle zu Punkt 1** Ihre **Wahlen bekanntzugeben, dann zu Punkt 2 und so weiter.** Nennen Sie nur die beiden Namen, **ohne jeden Kommentar.** Wenn Sie genannt werden, äußern Sie sich in keiner Weise dazu. Fangen Sie (rechts vom Therapeuten) mit dem 1. Punkt an. Wen möchten Sie am liebsten zum Chef, wen weniger gern?"

   Nun lesen alle Patienten ohne jede Erklärung und Kommentar, zügig, aber nicht zu schnell, Punkt für Punkt ihre Wahlen vor.

   Anschließend in der zweiten Phase werden die Wahlen im einzelnen begründet.

"Wir werden jetzt noch *einmal alle Punkte durchgehen.* Wir fangen wieder mit Punkt 1 an. Geben Sie nun nacheinander an, wen Sie bei Punkt 1 gewählt haben und *begründen Sie kurz Ihre Wahl.* Dabei sollen Sie *denjenigen,* den Sie gewählt haben, *direkt ansehen und auch ansprechen. Begründen* Sie Ihre Wahl, indem Sie *möglichst konkret* beschreiben, was Sie zu dieser Wahl veranlaßt hat."

> **Beispiel:**
> „Ich habe Sie, Herr X., am liebsten zum Chef haben wollen, weil ich bei Ihnen das Gefühl habe, daß ich mit all meinen Sorgen auch zu Ihnen kommen kann und Sie Verständnis für mich aufbringen. Das ist für mich wichtig in der Beziehung zu einem Chef."

Für den Angesprochenen des Feedbacks gelten folgende Regeln:
- er soll den Blickkontakt erwidern
- er soll ohne jeglichen Kommentar zuhören.

Wenn eine Begründung zu knapp oder zu wenig konkret ist, unterbricht der Therapeut den Ablauf und fragt noch einmal nach. Das gleiche gilt bei zu negativen oder aggressiven Äußerungen.

Wenn alle Patienten ihre Wahlen für die Punkte 1 und 2 bekanntgegeben und begründet haben, unterbricht der Therapeut (siehe Muster) den Ablauf, um eine kurze Feedbackphase durchzuführen.

Dann schließt sich der gleiche Ablauf bis zum Punkt 4 an. Zu Punkt 3 und 4 gibt es noch folgendes zu beachten:
- Haben die Frauen Männer (und umgekehrt) gewählt und warum?
- Wie sehen die Begründungen aus, eher rational oder eher emotional?
- Wie sehen die Patienten den Urlaub, aktiv oder eher beschaulich?
- Liegt den Patienten mehr daran, von der Südseeinsel wegzukommen oder würden sie da gerne länger bleiben?

Diese Sitzung wird mit Punkt 5 abgeschlossen. Zu Punkt 5 ist es noch wichtig zu klären:
- Wird ein aktiver Partner für die Auseinandersetzung gewählt?
- Möchten sich die Patienten tatsächlich gerne mal richtig streiten, oder wählen sie ein Gruppenmitglied, mit dem sich Streit wahrscheinlich gar nicht ergibt?

Zum Abschluß werden die Soziogramme von den Therapeuten wieder eingesammelt.

4. Die 11. Sitzung ist der abschließenden Besprechung des Soziogramms gewidmet.

Die Hausaufgabe für alle Patienten besteht im Ausfüllen des „Tagebuches". Die Therapeuten erklären kurz den Aufbau und weisen darauf hin, daß alle kleinen Ereignisse im Ablauf eines Tages wenn irgend möglich festgehalten werden. Angestrebt ist ein vollständiger Tagesablauf. Für Berufstätige empfiehlt es sich, den Ablauf des Tages zunächst auf kleinen Zetteln zu notieren und dann zu übertragen.

Das „Tagebuch" ist für Patienten und Therapeuten eine unerläßliche Hilfe, die Zusammenhänge aufzuspüren, die für das Auftreten der Beschwerden ausschlaggebend sein können. Die Therapeuten weisen noch einmal darauf hin, daß es keine „wesentlichen oder wichtigen" Gründe sein müssen, die die Symptome auslösen, sondern daß es wahrscheinlich viele Kleinigkeiten sind.

Die Patienten stellen sich häufig vor, daß sie nur den Grund finden müssen (wie einen Lichtschalter im Dunkeln), und dann beseitigen sie diesen Grund (legen den Schalter um), und alle Symptome verschwinden (es ist wieder hell). Das Veranschaulichen von Denkweisen in Form von Bildern oder Gleichnissen hat sich als sehr hilfreich in der Therapie erwiesen. Die Patienten bekommen eine genauere Vorstellung davon (siehe Beispiel), wie sie bestimmte Probleme angehen. Für die Therapeuten ergeben sich aus diesen Bildern gute Hinweise (Beispiel: „Schaltertherapie"), die als eine Art Stichwort immer wieder eingegeben werden können.

5. Folgende Materialien sind für die Sitzung erforderlich:
   a) der Gruppenstundenbogen
   b) die Therapiehandzettel (ausgefüllt, s. 2. Sitzung)
   c) das Soziogramm (Muster für Therapeuten)
   d) die ausgefüllten Soziogramme der Gruppenmitglieder und
   e) das Tagebuch (für jeden Patienten 7 Exemplare).

11. SITZUNG

– Soziogramm –

1. Die Ziele dieser Sitzung entsprechen denen der 10. Sitzung. Das Überprüfen der Therapieziele entfällt.

2. Die Anweisungen für die Therapeuten sind weitgehend identisch mit denen der vorangegangenen Sitzung.
   - Die Therapeuten greifen noch einmal alle zu beachtenden Regeln auf.
   - Das „Tagebuch" wird zu Beginn der Sitzung eingesammelt, mit dem Hinweis, daß die Auswertung in der folgenden Sitzung stattfindet.

3. Der Ablauf der Sitzung sieht folgendermaßen aus:
   Zunächst wird kurz der „Wochenspiegel" erhoben. Für die Patienten, die Medikamente nehmen, wird geklärt, wie weit sie mit dem Abbau gekommen sind und wie es weitergehen soll. Daraufhin wird das Soziogramm zu Ende besprochen. Zu den Punkten 6 bis 11 gelten die Anweisungen, die das Muster für Therapeuten vorschreibt.

   Zum Abschluß findet noch eine längere Feedbackphase statt. Die Therapeuten weisen noch einmal darauf hin, worin die Ziele der Sitzungen bestanden haben und worin nicht (s. 10. Sitzung). Das Soziogramm soll als Chance dargestellt werden, folgende Erfahrungen zu machen:
   - Wie sehen mich andere Menschen?
   - Wie stehe ich zu der Einschätzung der anderen über mich?
   - Welche Verhaltensweisen möchte ich nun ändern, welche nicht.

   Außerdem besteht durch das Soziogramm die Möglichkeit, schnelle, erste Beurteilungen (Vorurteile) zu erkennen, zu überprüfen und auch zu korrigieren. Erste Beurteilungen und Vorurteile sind nur dann problematisch, wenn sie verleugnet werden. Beurteilungen anderer Menschen sollen ganz bewußt aufgestellt und häufig auf ihre Richtigkeit zum gegenwärtigen Zeitpunkt überprüft werden.

4. Die nächste Sitzung kann von den Therapeuten so vorgestellt werden:
   „Wir beginnen in der **nächsten Sitzung** mit dem **zweiten Teil der Therapie,** in dem wir **themenzentriert** vorgehen wollen. Das **erste Thema,** mit dem wir uns beschäftigen wollen, lautet: **Umgang mit Streß.**
   Wir gehen davon aus, daß **nicht alle** von Ihnen **gleichermaßen unter Streß leiden, dennoch** sollen Sie sich alle **überprüfen,** wie Sie mit Streß umgehen. Als Hausaufgabe beobachten Sie bitte, wie Sie mit Streß am Arbeitsplatz umgehen und sich die **folgenden Fragen beantworten:**
   - Erlebe ich überhaupt Streß?
   - Wie äußert er sich?
   - Wann tritt Streß auf?
   - Wer ist für den Streß verantwortlich, bin ich es selbst oder sind es äußere Faktoren (Arbeitsplatzbedingungen)? Kann ich mich nach Streß entspannen?
   - Wenn ja, wie?
   - Wenn nein, was behindert mich?

   Bitte beachten Sie, daß es **auch Streß** gibt, der **durch zu wenig Arbeit** entsteht (Langeweile – Nichtstun)."

5. Die Materialien für diese Sitzung sind:
   a) der Gruppenstundenbogen
   b) die ausgefüllten Soziogramme der Gruppenmitglieder und
   c) das Soziogramm (Muster für Therapeuten).

12. SITZUNG
– Streß –

1. Die Ziele für diese Sitzung lauten:
- Aufzeigen von Auffälligkeiten im „Tagebuch"
- Analyse der Auslöser für Streß
- Äußerungsformen von Streß
- Erkennen von frühzeitigen Signalen von Streß
- Aufzeigen von Möglichkeiten, sich zu entspannen

2. Für diesen zweiten Teil des Therapieprogramms gibt es für die Therapeuten folgendes zu beachten:
- Für diesen Teil der Therapie ist es nicht mehr möglich, den Ablauf der Sitzungen so genau zu beschreiben, wie für die vorangegangenen. Der Ablauf wird jetzt wesentlich durch die Probleme bestimmt, die für die Patienten der zu behandelnden Gruppe wichtig sind. Der Schwerpunkt kann daher je nach Gruppenzusammensetzung auf ganz verschiedenen Themen liegen.
- Die Therapeuten besprechen auf jeden Fall alle vorgegebenen Themen in der entsprechenden Reihenfolge. Es besteht aber vom Programm her die Möglichkeit, Themen ausführlicher zu behandeln bzw. andere Themen einzufügen (siehe 14. und 16. Sitzung).
- Aus den bisherigen Erfahrungen mit dem Therapieprogramm sind die wesentlichen Hilfen und Anregungen für das themenzentrierte Vorgehen in Form von Fragen beschrieben. Diese Fragen müssen nicht im einzelnen beantwortet werden, sondern sind als Denkhilfen anzusehen.
- Die Therapeuten achten darauf, daß sich jeder Patient zum Thema äußert und die Patienten nicht vom Thema abschweifen.
- Die Hausaufgaben entwickeln die Patienten entweder selbst aus der Besprechung, oder die Therapeuten formulieren Hausaufgaben, die sich aus dem Inhalt der Sitzung ergeben haben.
- Die Hausaufgaben müssen klar und konkret gefaßt sein und nicht zu schwierig (Vorgehen in kleinen Schritten).
- Die Patienten sollen ihr Einverständnis zu den Hausaufgaben geben, um zu verhindern, daß sie sich überfordern und dann vielleicht dem Therapeuten die Verantwortung zuschieben. Die Eigenverantwortlichkeit der Patienten muß immer wieder unterstrichen werden.
- Wenn Hausaufgaben nicht durchgeführt worden sind, müssen sie, gegebenenfalls modifiziert, noch einmal aufgegeben werden. Der Hinweis auf die Wichtigkeit des Umsetzens von Erkenntnissen in Handlung ist dabei zu unterstreichen. Die Phase der Beobachtung ist jetzt vorbei, nunmehr geht es um aktive Veränderung.
- Die Symptome werden jetzt von seiten der Therapeuten mehr berücksichtigt. Dabei achten sie darauf, daß das Verhalten in den entsprechenden Situationen im Vordergrund steht („Was bedeutet diese Situation für mich, daß ich jetzt mit Beschwerden reagiere, und wie kann ich diese Situation verändern?").
- Das Therapieziel der Therapeuten ist es, die Wichtigkeit physiologischer Reaktionen von der ersten und ausschließlichen Stelle der Beobachtung auf eine Stufe zu schieben, auf der die Symptome Handlungen bewirken anstelle des passiven und ängstlichen In-sich-Hineinhorchens. Diese Handlung kann beinhalten: einmal die Klärung der Symptome

durch einen Arzt und/oder die Veränderung von Verhaltensweisen in bestimmten Situationen.

- ❏ Die Therapeuten müssen darauf achten, daß die Patienten nicht in den Fehler verfallen, körperliche Symptome jetzt nur noch psychologisch zu interpretieren. Die Klärung von unbekannten Symptomen (wie auch den bekannten) soll sowohl den medizinischen Anteil wie auch den psychologischen berücksichtigen.
- ❏ Zum Thema Streß:
  Nach unseren Erfahrungen vertreten die Patienten am ehesten den Standpunkt: „Ich muß alles mindestens 100%ig machen." Besonders die weiblichen Patienten sollen überprüfen, wieviel Zeit am Tage sie mit Pflicht (Beruf und/oder Haushalt) und wieviel für ihre Hobbies und Interessen übrigbleiben. Am günstigsten mit Hilfe eines Wochenprotokolls. Die Frage lautet: „Leben Sie für Ihre Ordnung, oder hilft Ihnen Ihre Ordnung leben? Welche Schwerpunkte wollen Sie in Ihrem Leben setzen?"

3. Für den Ablauf der Sitzung ist weiterhin zu beachten:
Der „Wochenspiegel" wird kurz erhoben sowie die Erfolge der individuellen Hausaufgaben.

Dann folgt die Besprechung des „Tagebuches". Dabei beschreiben die Patienten zunächst, was ihnen selbst beim Schreiben aufgefallen ist. Die Therapeuten geben Hinweise, in welcher Richtung im Zusammenhang mit den Beschwerden Änderungen notwendig werden können (z.B. Beschwerden treten nur am Arbeitsplatz auf oder immer in Gegenwart einer bestimmten Person). Diese Hinweise sollen von den Patienten dann weiterverfolgt und möglichst umfassend geklärt werden. Die individuellen Hausaufgaben werden darauf ausgerichtet, soweit erforderlich. Diese Besprechung soll höchstens eine viertel Stunde dauern.

Zum Thema Streß im Arbeitsbereich:

Es folgt die Analyse des Verhaltens in den Situationen, in denen der Streß auftritt. Die Fragen dazu lauten:
- ❏ Gibt es einen Unterschied zwischen Männern und Frauen in der Beurteilung und im Auftreten von Streß?
- ❏ Wie äußert sich Streß?
- ❏ Welche körperlichen Symptome kündigen mir an, daß ich mich überfordere?
- ❏ Bin ich in der Lage, meine Kräfte einzuschätzen und sorgsam mit ihnen umzugehen?
- ❏ Gönne ich mir rechtzeitig Pausen, oder arbeite ich, bis ich die Grenzen meiner Leistungsfähigkeit erreicht habe?
- ❏ Wer verursacht den Streß? Sind es äußere Umstände, andere Menschen oder bin ich es selbst?
- ❏ Kann ich mich gegen zu viel Arbeit wehren?
- ❏ Womit beschäftige ich mich, wenn ich mich gestreßt fühle?
- ❏ Muß ich das, was ich tue, genau zu diesem Zeitpunkt tun?
- ❏ Was würde ich lieber tun (vielleicht als mögliche Belohnung für ausgehaltenen Streß)?
- ❏ Kann ich mich nach Anstrengungen entspannen?
- ❏ Wie entspanne ich mich am besten?
- ❏ Erhole ich mich ausreichend nach Anstrengungen?
- ❏ Bin ich in der Lage, meine Kräfte einzuschätzen und sorgsam mit ihnen umzugehen?
- ❏ Wenn mein Streß durch Unterforderung entsteht, was kann ich und was möchte ich tun?

Die Patienten sollen in Anlehnung an diese Fragen das Gespräch führen und untereinander Alternativen für problematisches Verhalten entwickeln.

4. In den nächsten beiden Sitzungen steht das Thema zur Diskussion:
Wie gehe ich mit Ärger um?
Die Patienten klären für sich, wie sie typischerweise Ärger ausdrücken. Die Fragen dazu lauten:
- ❏ Kann ich Ärger ausdrücken oder schlucke ich ihn herunter?

- Wie äußere ich meinen Ärger und wem gegenüber?

Die Therapeuten erinnern noch einmal an die Feedback-Regeln. Die Patienten sollen sich zu entsprechenden Situationen, in denen sie sich in der nächsten Zeit ärgern, Notizen machen. Diese könne dann als Grundlage für ein klärendes Rollenspiel verwendet werden.

Die Hausaufgabe für die einzelnen Patienten ergibt sich aus dem Ablauf der Sitzung, aus der Beschreibung von Fehlern oder Schwächen im Umgang mit Streß. Mögliche Hausaufgaben sind:
- zusätzliche Arbeit ablehnen
- Arbeitsplan aufstellen
- unwichtige Arbeiten zurückstellen
- Anspruch auf Vollkommenheit überprüfen („bei mir muß alles 100%ig sein!")
- eine Stunde (eine halbe) am Tag **überhaupt nichts tun** (auch Nichtstun muß man lernen) (auch nicht spazierengehen o.ä.)
- Hinweis auf die Körperübung
- bei Streß durch Unterforderung: Liste mit möglichen Aufgaben oder Interessen aufstellen.
- für alle Patienten täglich Streßmodellgrafik für sich überprüfen
  Zur Veranschaulichung der Thematik Streßmodellgrafik erläutern: Patienten können anhand der Grafik ihre eigene Belastungskurve einschätzen lernen.

5. Das Material für diese Sitzung besteht aus:
   a) dem Gruppenstundenbogen
   b) Streßmodellgrafik

13. SITZUNG
– Ärger –

1. Die Ziele der Sitzung bestehen aus:
- ❏ Analyse der Auslöser von Ärger
- ❏ Erkennen von frühzeitigen Signalen von Ärger
- ❏ Äußerungsformen von Ärger
- ❏ Aufzeigen von Möglichkeiten, angemessen mit Ärger umzugehen

2. Im folgenden die Anweisungen für die Therapeuten:
- ❏ Die Zeiteinteilung der Sitzungen ändern sich: der „Wochenspiegel" dauert jetzt eine viertel Stunde, die Besprechung der Hausaufgaben eine halbe Stunde, das Thema der Sitzung nimmt eine halbe Stunde in Anspruch und die Formulierung der neuen Hausaufgaben eine viertel Stunde. Diese Zeiteinteilung ist als Richtschnur zu verstehen, nicht unter allen Umständen zwingend. (Der „Wochenspiegel" und die Hausaufgabenbesprechung gehen meistens ineinander über.)
- ❏ Wenn eine Diskussion über ein problematisches Verhalten immer wieder durch den betroffen Patienten zum Ausgangspunkt zurückgeführt wird (bei sogenannten „Ja-aber-Patienten"), dann brechen die Therapeuten das Gespräch ab. Die Patienten erzeugen sonst eine Situation, in der die Therapeuten Gefahr laufen, zu versuchen, den Patienten von der Richtigkeit eines bestimmten Vorgehens zu überzeugen. Es ist aber nicht die Aufgabe der Therapeuten, den Patienten zu überzeugen, überzeugen können ihn nur Erfolge mit ganz konkreten Verhaltensweisen.
Das Interaktionsverhalten solcher Patienten kann von den Therapeuten in der Form modifiziert werden, daß solche Diskussionen frühzeitig unterbunden werden, und die Therapeuten dem Patienten einen Vorschlag machen, wie das problematische Verhalten geändert werden könnte. Der Patient darf daraufhin **nur noch** feststellen, ob er den Vorschlag annehmen kann oder nicht. Nach dieser Entscheidung gehen die Therapeuten zu einem anderen Thema über.
Eine andere Möglichkeit, mit diesen Patienten umzugehen, ist die paradoxe Instruktion. („Ich verstehe Ihre Zweifel gut, finde es ganz richtig, daß Sie sich alle Möglichkeiten, wie Sie scheitern könnten, genau überlegen und keine voreilige Entscheidung treffen oder unbesonnen gleich ein neues Verhalten ausprobieren.") Die Therapeuten müssen sich dabei aber sicher sein, daß sie überzeugend und nicht ironisch wirken. Auch in diesem Fall darf das Gespräch nicht lange ausgedehnt werden.
- ❏ Wenn der Umgang mit Ärger zwei Sitzungen lang besprochen werden kann, dann wird diese erste Sitzung mehr allgemein gehalten.
In der zweiten Sitzung werden dann exemplarische Rollenspiele (kurz) durchgeführt.
- ❏ Bei der Diskussion des Themas beziehen die Therapeuten alle Patienten ins Gespräch mit ein, so daß ein möglichst vollständiger Überblick über das Verhalten in den entsprechenden Situationen gewonnen wird.

3. Die Sitzung beginnt wieder mit dem „Wochenspiegel" und der Besprechung der Hausaufgaben.
Daran schließt sich das Gruppengespräch über den Umgang mit Ärger an.
Der Analyse des Verhaltens in Situationen, in denen die Patienten sich ärgern, liegen folgende Fragen zugrunde:
- ❏ In welchen Situationen ärgere ich mich?
- ❏ Welche Personen lösen in mir Ärger aus?

- Wem gegenüber kann ich Ärger äußern?
- Wie äußere ich meinen Ärger?
- Wann äußere ich meinen Ärger?
- Kann meine Umwelt mit meinem Ärger umgehen?
- Fühle ich mich erleichtert, wenn ich meinem Ärger Luft gemacht habe?
- Kann ich mich entschuldigen, wenn ich zu heftig gewesen bin?
- Welche Hilfestellungen kann meine Umwelt mir geben, damit ich meinen Ärger rechtzeitig und angemessen vorbringen kann?
- Wenn ich meinen Ärger nicht äußere, was behindert mich?
- Welchen Ärger nehme ich wichtig, nur großen oder auch kleine Ärgernisse?
- Wie gehe ich mit Ärger um, der mir gilt, den ich ausgelöst habe?

Im folgenden sind Erfahrungen dargestellt, die wir bei der Besprechung dieses Themas gewonnen haben.

- Ärger über sich selbst können die Patienten sehr selten akzeptieren, sondern versuchen, andere dafür verantwortlich zu machen. Damit entfällt die Notwendigkeit, sich und sein Verhalten zu verändern.
- Ärger wird von den Patienten auch häufig in ganz allgemeiner Form und in Vorwürfen formuliert vorgebracht. Die Patienten sollen in Zukunft versuchen, solche Äußerungen immer mit „ich" zu beginnen und ihre Gefühle im Vordergrund zu sehen.
- Wichtig ist die Besprechung der Äußerungsformen von Ärger. Die Patienten verstehen unter „Ärger haben" häufig heftige und laute Auseinandersetzungen. Der Hinweis der Therapeuten geht dahin, daß rechtzeitig angesprochener Ärger noch nicht so emotional beladen ist und dann auch nicht so heftig vorgetragen werden muß. Daher ist es auch so wichtig, die ersten Anzeichen für Ärger schon ernstzunehmen.
- Ein anschauliches Beispiel dafür, was mit nicht angesprochenem Ärger passiert, bieten die Sprichworte wie: „das liegt mir auf dem Magen" oder „das macht mir Kopfschmerzen". Viele Patienten spüren Ärger sofort in der Magengegend.
- Viele Patienten, die von sich behaupten, daß sie Ärger äußern können, machen das in der Form, daß sie einen anderen ärgern – zur Entspannung sozusagen (Ärger am Arbeitsplatz wird zu Hause an Nichtigkeiten abreagiert).
- Andere Patienten versuchen, kleine Ärgernisse zu verdrängen und zu vergessen („Über solche Kleinigkeiten kann ich mich doch nicht aufregen!"). Einer der Gründe dafür ist, daß es ihrer Meinung nach unmöglich ist, allen Ärger dort loszuwerden, wo er entsteht. Diese zwar richtige Einschätzung hat aber zur Folge, daß sie meistens gar nicht mehr den Versuch unternehmen, Ärger zu äußern.
- Ein anderer häufiger Grund dafür, daß die Patienten Ärger nicht äußern, ist die Angst davor, größeren Ärger zu verursachen. Der Auslöser des Ärgers kann sich aber nicht mehr ändern (größer werden), es können höchstens zusätzliche Ärgernisse angesprochen werden.
- Wenn die Patienten von anderen indirekt angesprochen werden, der Ärger also nicht unmittelbar zum Thema gemacht wird, dann sollen die Patienten versuchen, nicht auch auf der indirekten Ebene einzusteigen, sondern direkt die Gefühle ansprechen, die in ihnen ausgelöst werden. (Beispiel: „Kommen Sie auch schon?" Patient: „Es stört mich, daß Sie nicht direkt sagen, daß Sie mit meinem Verhalten nicht einverstanden sind.")
- Gerade bei der Besprechung von Ärger und den Erleichterungen, die zu erwarten sind, wenn Patienten frühzeitig ihren Ärger zum Ausdruck bringen, ist es wichtig, darauf hinzuweisen, daß die Beschwerden nicht automatisch verschwinden, wenn die Patienten mit ihrem Ärger besser umgehen können.
- Da alle Ereignisse, die im Patienten Gefühle auslösen, auch das Auftreten von Beschwerden begünstigen können, trifft das sowohl für Ärger als auch für Freude zu.

- Eine weitere Möglichkeit ist es, wenn sich der Patient eine Situation als sehr belastend vorgestellt hat, diese aber überraschend problemlos durchsteht. Dann muß sich der Patient mit widerstreitenden Gefühlen auseinandersetzen.

> **Beispiel:**
> Ein Student muß seinem Vater erklären, daß er nicht weiterstudieren möchte. Sein Verhältnis zum Vater ist sehr gespannt, der Student hat immer um Anerkennung kämpfen müssen. Seine Befürchtung ist, daß der Vater ihm Versagen vorwirft und vielleicht auch finanziell Konsequenzen zieht. In einem Rollenspiel bereitet er sich auf eine harte Auseinandersetzung vor und fährt – gegen alle möglichen Angriffe gewappnet – nach Hause. Das Ergebnis sah so aus, daß der Vater ganz unerwartet viel Verständnis zeigte. Der Patient hatte nun erwartet, wenn die Aussprache vorüber ist, müsse es ihm auch besser gehen. Das war auch zunächst der Fall, dann aber stellten sich vermehrt Beschwerden ein, was er sich nicht erklären konnte. Bei der Analyse seiner Gedanken stellte sich heraus:
> - seine Erwartung war extrem enttäuscht worden
> - die sehr intensive Beschäftigung mit der Auseinandersetzung war „überflüssig"
> - er war wütend darüber, so viel Zeit darauf verwendet zu haben
> - er war beschämt durch das Verständnis seines Vaters. Insgesamt war die Situation für ihn also eher als Mißerfolg ausgegangen.

- In erster Linie ist es also wichtig, daß die Patienten lernen, zu ihren Gefühlen zu stehen, sie zu akzeptieren. Diese veränderte Einstellung zu sich selbst wirkt sich dann auch auf den Umgang mit den Symptomen aus.

4. Das Thema der nächsten Sitzung entspricht dem dieser Sitzung. Allerdings wird das Thema durch Rollenspiele konkreter behandelt.
Wenn das Thema Ärger abgeschlossen ist, dann besteht die Hausaufgabe für die Patienten darin, die Fragen zum Thema Problemlösestrategien (s. 14. Sitzung – Alternative) zu beantworten.

Die Hausaufgaben für alle Patienten bestehen darin, sich noch einmal intensiv mit ihrem Verhalten im Umgang mit Ärger zu beschäftigen. Die Situationen, die ihnen in der Folgezeit begegnen (bis zur kommenden Sitzung), sollen die Patienten für ein Rollenspiel kurz notieren. Zusätzlich werden individuelle Hausaufgaben für die Patienten formuliert.

5. Das Material für diese Sitzung besteht nur aus:
dem Gruppenstundenbogen.

14. SITZUNG

– Ärger –
(Alternative: Problemlösestrategien)

1. Die Ziele dieser Sitzung entsprechen denen der vorangegangenen.
   Wenn das Alternativ-Thema behandelt wird, lautet das Ziel:
   - Aufzeigen und Besprechen von Problemlösestrategien.

2. Die Therapeuten berücksichtigen die Anweisungen und Hilfestellungen der 13. Sitzung.
   Die Rollenspiele können im Ablauf wie die der 7. Sitzung (Kommunikation) gestaltet werden.

3. Zunächst werden der „Wochenspiegel" und die Hausaufgaben besprochen.
   Danach stehen die praktischen Beispiele der Patienten zum Thema Ärger im Vordergrund. Da es günstig ist, möglichst viele verschiedene Situationen aufzuzeigen, sollen kurze Beispiele bevorzugt behandelt werden.

> **Beispiel:**
> Der Patient H. schildert folgende Situation mit seiner Ehefrau. Die Familie fährt am Wochenende zum Camping. Die Rückkehr erfolgt in der Regel am Sonntag, wobei Herr H. ungefähr zwei Stunden nach Hause mit dem Auto fahren muß. Er ist, zu Hause angekommen, müde und möchte zunächst einmal eine Zeitlang ausruhen. Seine Frau scheucht ihn jedoch sofort ins Bad, damit er sich umzieht, weil sie die angefallene Wäsche gleich wieder in Ordnung bringen möchte. Obwohl Herr H. sich jedesmal darüber ärgert, sieht er für sich keine Möglichkeit, seinem Ärger Luft zu machen. Wichtig wäre es für ihn auch, sich in dieser Situation gegen seine wesentlich durchsetzungsfähigere und dynamischere Frau zu behaupten. Nachdem Herr H. in einem ersten Rollenspiel den wörtlichen Ablauf dargestellt hatte, wurde in einem weiteren Rollenspiel alternatives Verhalten mit ihm geübt (seinen Ärger aussprechen und seine Ruhepause, nicht zu ausgedehnt, in Anspruch nehmen).

In Partnerbeziehungen ist es häufig der Ärger über alltägliche Kleinigkeiten, der das Zusammenleben problematisch werden läßt.

Eine Möglichkeit ist es, daß das Gleichgewicht in der Beziehung sehr labil ist und beide Partner sehr aufmerksam beobachten, daß der andere keine Überlegenheit bekommt (beide Partner müssen „Recht haben"). Es ist dann richtig zu klären, warum die Machtverteilung in der Beziehung so bedeutsam ist, welche Ängste dafür die Grundlage bilden. Häufig liegt der Anspruch „dieser Fehler passiert mir nicht noch einmal in einer Beziehung" solchen Machtkämpfen zugrunde.

Aus dem Bestreben heraus, z.B. „sich auf keinen Fall unterbuttern zu lassen und die eigenen Bedürfnisse durchsetzen zu wollen", muß der Betreffende ständig auf der Hut sein, um zu verhindern, daß ihm das passiert. Das bedeutet eine enorme Einschränkung im spontanen Umgang mit dem anderen und führt durch die Kontrolle und das latente Mißtrauen immer zu Spannungen in der Beziehung.

Die Therapeuten können darauf hinweisen, daß diese Ängste sicher begründet sind, sich Fehler aber nicht verhindern lassen.

Außerdem sind die Patienten mit ihren Fehlern („ich lasse mich unterdrücken") doch schon einmal fertig geworden („schließlich habe ich den Absprung geschafft"). Daher läßt sich vermuten, daß sie beim nächsten Auftreten („Ich stelle meine Bedürfnisse schon wieder zurück!") nicht hilflos davorstehen, sondern können leichter damit fertig werden.

Die andere Möglichkeit besteht darin, daß größere Entscheidungen ausführlich gemeinsam besprochen werden, wohingegen Kleinigkeiten selten besprochen und noch seltener wird versucht, einen akzeptablen Kompromiß für beide zu finden.

> **Beispiel:**
> „Beim Tapetenkauf, oder wenn es um die Anschaffung von Möbeln geht, streiten wir uns nie. Aber darüber, ob die Zahnpastatube aufgerollt oder nur ausgedrückt wird, können wir uns jeden Morgen in die Haare geraten."

In einem abschließenden Feedback wird von den Therapeuten noch einmal kurz für jeden Patienten zusammengefaßt, was er im Zusammenhang mit Ärger in Zukunft besonders beachten soll.

Für das **Alternativ-Thema** können die Therapeuten nach folgenden Fragen vorgehen:
- Welche Problemlösestrategien haben die Patienten?
- Weichen sie Problemen aus oder gehen sie aktiv an die Lösung heran?
- In welchen Bereichen (Beruf, Privatleben) fällt es den Patienten schwer, Probleme anzugehen?
- Resignieren die Patienten schnell, wenn sie nicht erfolgreich sind?

Das anschließende Problemlösungsvorgehen ist mit den Patienten durchzusprechen. Es gliedert sich in fünf Schritte:
1. Identifizierung und Spezifizierung der Probleme
2. Analyse der Probleme
3. Erstellung von Zielen
4. Auswahl von Methoden zur Erreichung dieser Ziele
5. Durchführung der vorgesehenen Schritte.

Weitere Angaben zu diesem Thema finden sich im Literaturverzeichnis (Grawe, 1978).

4. In der 15. Sitzung wird das Thema behandelt: Wie gehe ich mit Angst um?

Die Patienten sollen sich folgende Fragen überlegen:
- Welche Ängste kenne ich?
- Kann ich damit umgehen oder fühle ich mich ihnen ausgeliefert?
- Wie gehe ich damit um?
- Welche Reaktionen rufen meine Ängste in meiner Umwelt hervor?
- Wie reagiere ich auf Ängste, die andere Menschen äußern?

Die Hausaufgaben für die Patienten stützen sich auf die Erfahrungen mit dem Thema Ärger bzw. werden von den Patienten individuell für sich formuliert. Der Abbau der Medikamente soll konsequent weiterverfolgt werden.

5. Als Material wird für diese Sitzung benötigt:
   der Gruppenstundenbogen.

15. SITZUNG
– Angst –

1. Die Ziele der Sitzung sind wie folgt:
   - Analyse der Auslöser von Angst
   - Äußerungsformen von Angst
   - Aufzeigen von Möglichkeiten, mit Ängsten angemessen umzugehen

2. Die Therapeuten haben folgendes zu beachten:
   - Bei der Besprechung des Themas ist es wichtig, daß die Therapeuten den Patienten das Gefühl vermitteln können, daß Angst ein Gefühl ist wie jedes andere, dessen man sich nicht schämen muß.
   - Wenn die Patienten Vermeidungsverhalten beschreiben, dann erklären die Therapeuten die Bedeutung des Vermeidungsverhaltens für das Aufrechterhalten der Angst.
   - Der Unterschied zwischen realen und übersteigerten Ängsten muß den Patienten deutlich gemacht werden, und sie erhalten Hinweise von den Therapeuten, wie sie diese übersteigerten Ängste in den Griff bekommen können.
   - Bei der Diskussion des Themas können die Therapeuten exemplarisch vorgehen, indem sie die Ängste eines Patienten ausführlich besprechen.
   - Die Patienten werden von den Therapeuten immer wieder aufgefordert, mögliche Lösungen selbst zu erarbeiten.
   - Bei der Formulierung von neuen Hausaufgaben durch die Patienten können die Therapeuten abschätzen, ob der jeweilige Patient das Prinzip (Vorgehen in kleinen Schritten) der Therapie verstanden hat. Außerdem sind Fehler in der Selbsteinschätzung deutlich zu erkennen, und die Anforderungen können modifiziert werden.

3. Nach dem „Wochenspiegel" und der Besprechung der Hausaufgaben wird das Thema Angst behandelt.

   Folgende Fragen helfen die Sitzung strukturieren:
   - Welche Ängste kenne ich?
   - Wann treten sie auf?
   - Wie häufig treten sie auf?
   - Wie verhalte ich mich, wenn die Angst auftritt?
   - Wie sieht mein Vermeidungsverhalten aus?
   - Kann ich akzeptieren, daß ich Angst habe?
   - Welche Personen sind mit betroffen?
   - Welche Personen können die Ängste lindern oder beseitigen?
   - Welche Personen verstärken die Ängste und wie?
   - Wie reagieren meine Bezugspersonen auf meine Angst?
   - Wie reagiere ich auf Ängste meiner Bezugspersonen?
   - Welche Gründe sehe ich für das Auftreten der Angst?

   Die anschließenden Anhaltspunkte wurden in den Diskussionen mit Patienten zu diesem Thema gewonnen.
   - Die Therapeuten erklären den Patienten, daß Angst ein wichtiges Gefühl ist, welches als Warnsystem verstanden werden kann. Nur die Ängste, die die Patienten in ihrem täglichen Leben daran hindern, ihren Wünschen und Bedürfnissen nachzugehen, sollen geklärt und modifiziert werden.

- Im „Tagebuch" finden sich häufig Äußerungen, die Angst vor dem Auftreten von Symptomen beinhalten. („Hoffentlich kommen die Beschwerden nicht gerade jetzt!")
  Die Therapeuten weisen mit Nachdruck darauf hin, daß es unsinnig ist anzunehmen, daß die Beschwerden gerade in belastenden Situationen nicht auftreten. Sind die Symptome (wie bei Herzphobikern z.B.) mit intensiven Angstgefühlen verbunden, kann leicht die Angst vor der Angst entstehen.

- Die Patienten sollen lernen, ihre Gefühle jeweils aktuell zu beschreiben, ohne sie zu bewerten (z.B. anstelle von „Du hast keinen Grund Angst zu haben, stell dich nicht an. Du spinnst" zu sich sagen: „Ich habe jetzt Angst."). Die Therapeuten korrigieren solche Selbstabwertungen auch bei dem „Wochenspiegel" bzw. bei der Besprechung der Hausaufgaben. Es ist wichtig, daß die Patienten sich als Menschen begreifen, die Angst haben und Angst haben dürfen.

- Die Patienten vermeiden es häufig, über ihre Ängste zu erzählen, weil sie die Erfahrung gemacht haben, daß es anderen schwerfällt, die Ängste nachzufühlen. Dieser Anspruch, daß andere ihre Ängste nachvollziehen sollen, ist natürlich schwer oder gar nicht zu erfüllen. Die Patienten müssen dennoch über ihre Ängste erzählen und im Gespräch mit anderen versuchen, die Situationen und Auslöser für das Auftreten der Ängste zu finden.

- Die Patienten machen es sich zur Aufgabe, Situationen trotz Angst durchzustehen, um zu verhindern, daß sie von den Ängsten eingeengt werden. Die Fragwürdigkeit des Anspruches, Situationen entweder ohne Angst durchhalten zu müssen oder gar nicht, ist aufzugreifen und zu hinterfragen.

- Für viele Patienten ist es hilfreich, wenn ihnen die Therapeuten eine Deutung ihrer Ängste anbieten (vorsichtig!).

> **Beispiel:**
> Die Angst vor dem Alleinsein einer Patientin ließ sich im Zusammenhang mit ihrer Gesamtsituation (Hausfrau ohne Kinder) als Angst, überflüssig zu sein („keiner wird mich vermissen") und als Wunsch, wichtig genommen zu werden, verstehen. Ihr wurde aufgezeigt, daß sie zunächst einmal sich selbst wichtig nehmen muß, etwas für sich tun und nicht darauf warten soll, daß andere etwas für sie tun.

- Eine Möglichkeit, mit Ängsten umgehen zu lernen, ist es, sich angstvolle Situationen ganz bewußt besonders intensiv und konkret auszumalen. Je schlimmer sich der Patient die jeweilige Situation vorstellen kann, desto weniger ist er dann in der realen Situation zu überraschen. Für die Therapeuten hat sich die „Und-was-dann-Strategie" bewährt.

> **Beispiel:**
> Patient: „Ich habe Angst, umzufallen, wenn mir schwindelt."
> Therapeut: „Und was dann?"
> Patient: „Dann liege ich auf dem Boden."
> Therapeut: „Und was dann?"
> Patient: „Dann kann ich mir nicht helfen."
> Therapeut: „Und was dann?"
> Patient: „Dann habe ich Angst, daß mich keiner findet."
> Therapeut: „Und was dann?"
> – und so weiter –

Der Therapeut soll möglichst lange weiterfragen, bis dem Patienten die Hintergründe seiner Angst deutlicher werden (z.B. die Angst, umzufallen, führt zu der Angst, von anderen abhängig zu sein).

Daraufhin soll der Patient aufgefordert werden, zu überprüfen, in welchen Situationen diese Angst (vor Abhängigkeit) sonst noch auftritt, wem gegenüber, und wie er mit ihr umgeht bzw. in Zukunft umgehen kann.

- Wenn sich der Patient an die Gedanken erinnern kann, bei denen die Angst zuerst aufgetreten ist, dann kann er versuchen, die Situation zu analysieren, in der er sich befunden hat.

> **Beispiel:**
> Ein Patient bekommt Todesängste, wenn er an seine beruflichen Probleme denkt. Er ist dann nicht mehr in der Lage, weiter über seine Sorgen nachzudenken, weil die Angst ihn beherrscht. Der Patient wird aufgefordert, seine berufliche Situation intensiv zu bedenken. Er soll alle möglichen Konsequenzen (bis hin zum Rausschmiß und zur Arbeitslosigkeit etc.) genau beschreiben. Das hat zur Folge, daß die ungreifbare Todesangst zerlegt wird in viele kleinere, faßbarere Ängste wie z.B. die Angst, daß der Chef meckert. Damit werden die Ängste auch konkreter und die Patienten fühlen sich eher in der Lage, Alternativen des Verhaltens zu finden und auch auszuprobieren.

- Das bewußte Sich-Aussetzen von Ängsten hat zwei wichtige Effekte:
  a) Der Patient hat nicht mehr den Eindruck, daß er ständig an die Angst **denken muß** (obwohl er vielleicht versucht, sich abzulenken), sondern es ist seine aktive Entscheidung, darüber nachdenken **zu wollen.**
  b) In der Realität sind die Situationen in den seltensten Fällen so schlimm, wie die diesbezügliche Vorstellung des Patienten. Er ist dann also „durch nichts mehr zu überraschen".

- Besonders schwer zu ertragen ist im Zusammenhang mit Ängsten das Gefühl des Ausgeliefertseins und der Hilflosigkeit für den Patienten. Diese Gefühle werden durch das **bewußte** Ausmalen von Ängsten und ihren Ursachen gemildert.

- Hinter Angst verbergen sich auch häufig andere Gefühle bzw. sind gleichzeitig vorhanden wie z.B. Ärger, Enttäuschung oder Resignation. Die Patienten sollen sich bemühen, diese vielfältigen Gefühle zu erkennen. Eine Hilfe ist es, diese Gefühle im Gespräch mit anderen (dem Partner) zu klären.

4. In der folgenden Sitzung wird das Thema Angst weiter besprochen. Ist dieses Thema abgeschlossen, wird ein individuelles Problem eines Patienten zum Thema gemacht. Der Betreffende soll sich darauf vorbereiten.

   Die Hausaufgaben ergeben sich aus dem Ablauf der Sitzung.
   Beispiele:
   - mit anderen reden, wenn ich Angst habe
   - meine Gefühle klären, die noch mit der Angst im Zusammenhang stehen könnten
   - aktiv Situationen aufsuchen (kleine Schritte!), in denen ich Angst verspüren könnte
   - Vermeidungsverhalten angehen

5. Für diese Sitzung wird als Material benötigt:
   der Gruppenstundenbogen.

16. SITZUNG

– Angst –
(Alternative: spezielle Probleme)

1. Die Ziele entsprechen denen der vorgegangenen Sitzung.
   Wenn das Alternativ-Thema behandelt wird, lautet das Ziel:
   - genaue Analyse des Problems und Aufzeigen von Veränderungsmöglichkeiten

2. Die Therapeuten stützen sich wieder auf die Anweisungen und die Erfahrungen der vergangenen Sitzung.
   - Der Abbau der Medikamente wird von den Therapeuten noch einmal genauer kontrolliert und besprochen.
   - Die Therapeuten fordern die Patienten, die sich noch nicht geäußert haben, auf, ihre Erfahrungen zum Thema Angst zu berichten.

3. Der Ablauf der Sitzung gestaltet sich folgendermaßen:
   - Der „Wochenspiegel" und die Hausaufgaben zum Thema Angst werden ineinander übergehend ausführlich besprochen, möglichst konkret.
   - Die Erfahrungen und Schwierigkeiten, die mit den Hausaufgaben gemacht worden sind, werden ausgiebig analysiert.
   - Die Fragen, die im Anschluß an die vergangene Sitzung noch offen geblieben sind, werden in dieser Sitzung aufgegriffen.
   - Die Schwerpunkte liegen auf der Analyse von Vermeidungsverhalten und der Formulierung von praktischen, kleinen Schritten zur Veränderung.
   - Die Patienten, die nicht unter Ängsten leiden, werden von den Therapeuten immer wieder aufgefordert, sich aktiv am Gruppengespräch zu beteiligen.
   - Das gilt auch, wenn das **Alternativ-Thema** behandelt wird. Die Analyse des speziellen Problems soll nicht als Dialog zwischen dem betreffenden Patienten und den Therapeuten ablaufen, sondern die ganze Gruppe miteinbeziehen.

4. Die 17. Sitzung beschäftigt sich mit dem Thema: Wie gehe ich mit Schuldgefühlen oder schlechtem Gewissen um?
   Die Fragen zu diesem Thema für die Patienten lauten:
   - Kenne ich dieses Gefühl?
   - In welchen Situationen?
   - Wem gegenüber?
   - Kenne ich den Vorwurf von anderen an mich, ich löste in ihnen Schuldgefühl aus?

   Die Patienten sollen wieder versuchen, Beispiele für das für sie typische Verhalten zu finden.

   Die Hausaufgaben werden von den Patienten formuliert. Dabei werden ihre speziellen Probleme berücksichtigt (s. auch 15. Sitzung). Außerdem erinnern die Therapeuten noch einmal an die Körperübung. Das „Tagebuch" kann von den Therapeuten immer wieder an einzelne Patienten verteilt werden, um eine gezielte Beobachtung des Verhaltens für diese zu erleichtern.

5. Das Material für diese Sitzung ist nur:
   der Gruppenstundenbogen.

17. SITZUNG

– Schuldgefühle, schlechtes Gewissen –

1. Folgende Ziele bestehen für diese Sitzung:
   - Analyse der Auslöser von Schuldgefühlen bzw. schlechtem Gewissen
   - Äußerungsformen von diesen Gefühlen
   - Aufzeigen von Möglichkeiten, Schuldgefühle abzubauen

2. Es gibt für die Therapeuten zu beachten:
   - Die Patienten müssen mit darauf achten, daß die Zeiteinteilung der Sitzungen eingehalten werden kann, also nicht zu ausführlich berichten.
   - Die Therapeuten loben die Patienten für ihre Erfolge und ermuntern sie, weitere neue Erfahrungen zu sammeln.
   - Bei der Besprechung des Themas achten die Therapeuten darauf, daß alle Patienten zu Wort kommen.

3. Die Sitzung beginnt mit der Besprechung des „Wochenspiegels" und der Hausaufgaben. Daran schließt sich die Diskussion zum Thema dieser Sitzung an. Folgende Fragen sollen von den Patienten geklärt werden:
   - Kenne ich Schuldgefühle oder ein schlechtes Gewissen?
   - In welchen Situationen treten diese Gefühle auf?
   - Wie gehe ich damit um?
   - Welche Personen lösen diese Gefühle in mir aus?
   - Kann ich mich dazu äußern oder nicht?
   - Wenn nicht, was behindert mich?
   - Gibt es Personen, die mir gegenüber ein schlechtes Gewissen haben und warum?

   Als nächstes folgen Hinweise, die den Therapeuten bei der Einordnung der Äußerungen der Patienten helfen können.

   - Da Schuldgefühle meistens Ausdruck von nicht geäußerten Wünschen oder Bedürfnissen sind, ist es wichtig zu klären, welche das sein können.
   - Viele Patienten sind nicht in der Lage, sich gegen Vorwürfe von anderen zu wehren. Gerade in Eltern-Kind-Beziehungen oder anderen engen Beziehungen sind die Patienten unfähig, ihre eigenen Wünsche wichtig zu nehmen, sondern fügen sich den Forderungen der anderen. („Eine Tochter muß immer für ihre Mutter da sein" z.B.)
   - Meistens sind diese Forderungen an sich selbst mit „Entweder-Oder-Bewertungen" (bzw. „alles oder nichts") verbunden.

   > **Beispiel:**
   > Die Patientin sagt:
   > „Entweder liebe ich meinen Mann, und dann will ich auch alles mit ihm gemeinsam machen, oder ich liebe ihn nicht, und dann sollte ich mich auch möglichst schnell von ihm trennen."

   - Diese Bewertungen von Situationen führen auch häufig dazu, daß die Patienten sich nicht imstande fühlen, klare Aussagen zu treffen bzw. Entscheidungen zu fällen. Es ist daher wichtig zu klären, daß unklares Verhalten schwieriger für alle Beteiligten zu ertragen ist als vielleicht auch unangenehme klare Verhältnisse.

- Manche Patienten benutzen auch Schuldgefühle gegenüber anderen Menschen als Ausrede für ihr Vermeidungsverhalten, bestimmte unangenehme Hausaufgaben nicht durchführen zu können („Das kann ich meiner Frau nicht zumuten ...").
- Die besondere Situation, in der sich der Patient durch seine Beschwerden befindet, führt in Beziehungen auch zu vermehrten Schuldgefühlen („Mein Mann muß schon so viel aushalten, seit ich diese Symptome habe. Immer nimmt er Rücksicht.").
- Die Patienten vermeiden es zunehmend, „den Partner mit den Beschwerden zu belasten", und ziehen sich in sich selbst zurück. Die Patienten sollen lernen, dem Partner differenziert mitzuteilen, wie es ihnen geht. Sie sollen nicht nur klagen, sondern auch die kleinen Schwankungen des Befindens im Positiven wie im Negativen im Zusammenhang mit den damit verbundenen Situationen mitteilen. (Von dem Interesse des Partners am Befinden und täglichen Leben des Patienten kann dieser doch in der Regel ausgehen.)

4. Die folgende Sitzung beschäftigt sich mit dem Thema: Wie gestalte ich Beziehungen zu anderen Menschen?

   Die Patienten klären die anschließenden Fragen für sich:
   - Fällt es mir leicht, in Kontakt zu anderen Menschen zu kommen oder nicht?
   - Bei welchen Menschen fällt es mir leicht, bei welchen schwerer?
   - Wie gestalte ich die Beziehung zu meinen Kollegen?
   - Wie sieht die Beziehung zu Freunden oder Bekannten aus?
   - Wie wichtig sind andere Menschen für mich?

   Die Hausaufgaben können, in Anlehnung an das Thema, wie folgt lauten:
   - seine Bedürfnisse in bestimmten Situationen klären und gegen andere abwägen
   - eigene Wünsche wichtig nehmen; sich belohnen, loben
   - sich gegen Vorwürfe und überhöhte Ansprüche von anderen Menschen zur Wehr setzen
   - Abbau von Schuldgefühlen als Vermeidungsverhalten – zu seinen Schwächen stehen
   - klare Entscheidungen treffen und auch einhalten

5. Das Material für diese Sitzung ist:
   der Gruppenstundenbogen.

18. SITZUNG
– Beziehungen –

1. Die Ziele für diese Sitzung sind:
   - Darstellen von Beziehungen und deren Intensität
   - Aufzeigen von Möglichkeiten, Beziehungen zu anderen Menschen zu gestalten

2. Spezielle Anweisungen für die Therapeuten gibt es für diese Sitzung nicht. Im wesentlichen entsprechen sie denen der vorangegangenen Sitzungen.

3. Zu Beginn der Sitzung werden der „Wochenspiegel" und die Hausaufgaben durchgesprochen.
   Im Anschluß daran unterhalten sich die Patienten über das Thema:
   Wie gestalte ich Beziehungen?

   Die Grundlage für das Gespräch bilden diese Fragen:
   - Wie gehe ich auf Menschen zu, die ich kenne?
   - Wie begegne ich Menschen, die mir unbekannt sind?
   - Kann ich besser mit Menschen meines Geschlechtes Beziehungen anknüpfen oder eher mit denen des anderen Geschlechts?
   - Bin ich eher aktiv oder eher passiv, wenn es um die Gestaltung und Aufrechterhaltung von Beziehungen geht?
   - Habe ich viele Bekannte?
   - Habe ich viele Freunde?
   - Welche Interessen verbinden mich mit meinen Freunden und Bekannten?
   - Wie ist meine Beziehung zu Kollegen (Nachbarn)?
   - Wie wichtig ist es für mich, mich mit anderen Menschen auseinanderzusetzen?
   - Was erwarte ich von anderen Menschen?
   - Wie gestalten andere ihre Beziehung zu mir?
   - Welche Erwartungen haben andere an mich?
   - Welche Hemmungen und Ängste habe ich im Umgang mit anderen Menschen?

   Die Patienten haben aufgrund ihrer Symptome häufig ihre sozialen Kontakte eingeschränkt. In dieser Sitzung sollen Möglichkeiten aufgezeigt werden, diese Kontakte wieder zu intensivieren oder neue aufzubauen.

   Da die Therapie nun langsam dem Ende zugeht, muß von seiten der Therapeuten verstärkt darauf hingearbeitet werden, daß die Patienten zu der Veränderung ihrer Verhaltensweisen auch eine Veränderung ihrer Umwelt vornehmen. Die Patienten sollen zunehmend versuchen, alle Faktoren in ihnen selbst wie auch in ihrer Umwelt, die zum Auftreten der Symptome geführt haben oder noch führen, aktiv umzugestalten.

4. Die vorletzte Sitzung beschäftigt sich mit dem Thema: Wie gehe ich mit Krankheiten und Beschwerden um?

   Die Fragen an die Patienten lauten:
   - Bin ich häufig krank gewesen?
   - War ich früher ganz gerne mal (leicht) erkrankt?
   - Wie verhält sich meine Umwelt (Eltern), wenn ich krank war?
   - Wie ist es heute?
   - Wie kann ich ganz allgemein mit Schwächen und Unzulänglichkeiten von mir umgehen?

Die Hausaufgaben werden inhaltlich auf das Thema dieser Sitzung abgestimmt, also auf die Intensivierung sozialer Kontakte. Sofern erforderlich, wird auf den Abbau der Medikamente noch einmal eingegangen.

5. Das Material für diese Sitzung besteht aus:
    dem Gruppenstundenbogen.

19. SITZUNG

– Krankheit –

1. Die Sitzung hat folgende Ziele:
   - Analyse des allgemeinen Krankheitsverhaltens der Patienten
   - Aufzeigen von Krankheitsgewinn durch die Beschwerden
   - Möglichkeiten aufzeigen, mit Krankheit und Schwächen konstruktiv umzugehen

2. Für die Therapeuten gelten folgende Anweisungen:
   - Bei der Besprechung ist es wichtig, daß die Patienten daran gehindert werden, über die Äußerungsformen von Krankheit oder Schwäche zu reden. Der Schwerpunkt liegt auf den Gefühlen, die damit verbunden sind, sowie den Verhaltensweisen, damit umzugehen.
   - Der mögliche Krankheitsgewinn, den die Patienten erleben, soll von den Therapeuten ganz deutlich hervorgehoben werden. Die meisten Patienten sind nicht in der Lage, den Gewinn zu erkennen. Für das Verständnis ihrer Umwelt ist es aber bedeutsam, diesen Krankheitsgewinn einzusehen und sich auch eingestehen zu können.
   - Die Therapeuten beziehen alle Patienten mit in das Gespräch ein.

3. Der „Wochenspiegel" steht wieder am Anfang der Sitzung. Dann folgt die Besprechung der Hausaufgaben.

   Der weitere Ablauf gilt der Beantwortung der anschließenden Fragen:
   - War ich früher oft krank?
   - Wie schwer waren diese Erkrankungen?
   - Habe ich darunter gelitten, krank zu sein?
   - Welche Vorteile hatte ich, wenn ich krank war (vorlesen, besondere Mahlzeiten)?
   - Wie ist es heute?
   - Kann ich es akzeptieren, krank zu sein?
   - Wann werde ich leicht krank, in welchen Situationen?
   - Setze ich Kranksein mit schwach sein gleich (sich gehen lassen)?
   - Wie gehe ich im allgemeinen mit Schwächen von mir um?
   - Wie gehe ich mit Schwächen anderer Menschen um?
   - Wie gehen andere mit meinen Schwächen um?
   - Welche Forderungen und Erwartungen habe ich an mich?

   Als Ergänzung zu den Fragen nun noch einige Hinweise zum allgemeinen Krankheitsverhalten.
   - Im Gegensatz zu kleinen Kindern sind die Patienten nicht mehr in der Lage, die Vorteile von Kranksein zu sehen und auch für sich in Anspruch zu nehmen, wie z.B. besondere Fürsorge und Aufmerksamkeit.
   - Die Lerngeschichte der Patienten ist dabei nicht unwichtig. Entweder haben die Patienten nur früher diese Vorteile für sich in Anspruch nehmen können (sind umsorgt worden in der Familie), oder sie mußten sich immer zusammenreißen. Im letzteren Fall haben es die Patienten in der Regel schwerer, offen zu ihren Bedürfnissen nach „Sich-gehen-Lassen" zu stehen.
   - Die momentane Situation ist wesentlich durch die Einstellung der Lebenspartner, aber auch durch die Arbeitssituation des Patienten beeinflußt. Das ist bei der Formulierung von Hausaufgaben auf jeden Fall zu berücksichtigen.

- Bei genauer Klärung läßt sich bei den Patienten eine Art „Erschöpfungskrankheit" feststellen, d.h., in besonderen Streßsituationen bzw. im Anschluß daran werden die Patienten krank. Die Therapeuten weisen darauf hin, daß diese Signale des Körpers nicht mißachtet werden dürfen, sondern daß diesem Ruhebedürfnis auch nachgegeben werden soll. (Häufige Beschwerden sind: Grippe, Halsschmerzen etc.)

Außer diesem, mehr allgemeinen Bereich werden noch Zusammenhänge zwischen den Symptomen und Beschwerden und Verhalten, die zur Durchführung dieser Therapie geführt haben, aufgezeigt.

- Die Patienten geben zunächst einmal ihre Einschätzung der Symptome und ihrer Ursachen.

- Die Patienten, deren Beschwerden sich im Laufe der Therapie deutlich gebessert haben, sind auch eher in der Lage, die psychischen Faktoren zu benennen.

- Die Vorteile, die den Patienten aus den Symptomen entstehen, geben wichtige Aufschlüsse darüber, wie die Motivation der Patienten aussieht, Änderungen in Angriff zu nehmen oder eben nicht.

> **Beispiel:**
> Der Patient M. ist wegen einer Herzphobie in der Therapie. Insgesamt fällt auf, daß er Vorschläge zu Veränderungen nur sehr zögernd annimmt und häufig nicht durchführt. Zum Ende der Therapie beharrt er verstärkt darauf, daß seine Beschwerden organisch bedingt sein müssen und geht im Anschluß an die Therapie in Kur.
> Die Analyse seiner Situation zeigt folgendes. Herr M. ist zur Zeit berentet mit einer ausreichend hohen Rente. Seine Frau ist zudem berufstätig, so daß finanziell kein Druck besteht. Vor seiner Krankheit hat Herr M. als Maurer im Akkord gearbeitet, eine Arbeit, die er nicht gerne getan hat. Eine Umschulung erschien Herrn M. zu schwierig, und er fühlte sich außerdem zu alt dafür (Mitte 40).
> Die Therapie findet im Sommer statt, Herr M. erscheint immer wohlausgeruht und braungebrannt zur Therapie, sehr zum Neid der anderen, arbeitenden Gruppenmitglieder. Da Herr M. bei Auftreten der Symptome heftige Schmerzen hat, wie er immer wieder betont, ist es nahezu unmöglich, ihm die offensichtlichen Vorteile seiner augenblicklichen Situation nahezubringen. Nicht zuletzt sind massive Ängste bei ihm

- Die Beschwerden der Patienten verhindern häufig, daß sie sich mit ihren eigenen Unzulänglichkeiten auseinandersetzen müssen. („Wenn ich gesund wäre, dann könnte ich die Situation leicht bewältigen.")

- Bei vielen Patienten ist der Unterschied zwischen ihrem „Ist-Zustand" und dem von ihnen selbst geforderten „Soll-Zustand" enorm groß. Die Symptome verhindern nun einerseits, daß sich die Patienten ständig vergeblich bemühen, aber andererseits helfen sie, die Illusion aufrechtzuerhalten, daß das Ziel zu erreichen ist, das der Patient sich gesetzt hat.

- Die Therapeuten weisen diese Patienten darauf hin, diese überhöhten Ansprüche doch einmal in Frage zu stellen (siehe auch Umgang mit Streß). Das Infragestellen von Zielen muß nicht notwendigerweise zur Folge haben, daß diese auch aufgegeben werden müssen. Auch wenn ein Ziel unerreichbar ist oder scheint, ist es sinnvoll, dieses Ziel anzustreben, wenn es für den Patienten erstrebenswert ist. Der Unterschied besteht darin, ob der Patient sich unter den Zwang setzt, dieses Ziel erreichen zu müssen, oder ob er versucht, ihm langsam aber stetig (in kleinen Schritten!) näherzukommen.

- In der Regel sehen die Patienten ihre eigenen Beschwerden im Vergleich zu anderen besonders gravierend. Das steht meistens im Zusammenhang mit Vermeidungsverhalten. („Ja, wenn ich nur Kopfschmerzen hätte, dann wäre das ja kein Problem für mich gewesen, aber meine Symptome …")

Folgendermaßen können die Patienten ihre Symptome verstehen:
- ❏ als Warnlampe (bei mir stimmt etwas nicht, entweder medizinisch und/oder psychologisch)
- ❏ als Vermeidungsverhalten (eine Situation kann oder möchte ich nicht durchstehen)
- ❏ als Aufforderung zur Ruhe (ich habe mich überfordert und muß mich dringend erholen).

Die Therapeuten weisen zum Abschluß der Sitzung noch einmal ausdrücklich darauf hin, daß diese Symptome durchaus von Vorteil sein können und eine verläßliche Warnanlage, nicht zu hart mit sich umzugehen, sondern auch zu sich nett zu sein.
Zu den eigenen Schwächen und Unzulänglichkeiten zu stehen, entlastet von dem Druck, „vollkommen sein zu müssen". Die nachfolgende Entlastung kann Energie freisetzen, das Leben mehr den eigenen Wünschen und Bedürfnissen entsprechend zu gestalten.

4. In der letzten Sitzung werden noch einmal die Therapieziele (s. 2. Sitzung Therapiehandzettel) durchgesprochen. Außerdem geben die Therapeuten jedem Patienten ein ausführliches Feedback, und der Verlauf der Therapie wird analysiert.

Die Hausaufgaben für alle Patienten sind einmal individuell zu formulieren, zum anderen sollen sich die Patienten Gedanken dazu machen, wo sie jetzt stehen, was sie noch ändern möchten und was sie gelernt haben in der Therapie.

5. Für die Sitzung wird nur der Gruppenstundenbogen benötigt.

20. SITZUNG
– Feedback und Ausblick –

1. Die Ziele dieser Sitzung lauten:
   - ❑ allgemeines und spezielles Feedback austauschen
   - ❑ Ausblick auf die nächsten Monate

2. Die Therapeuten müssen in dieser Sitzung stark strukturieren, damit alle Patienten zum Abschluß ein genaues Bild davon haben, wie sie die nächsten Monate auch ohne Therapie zurechtkommen können, bis sie sich ausreichend sicher mit den neuen Verhaltensweisen fühlen.
   - ❑ Das Feedback für die einzelnen Patienten muß von den Therapeuten vor der Sitzung erarbeitet worden sein, so daß es den Patienten zum Abschluß (als Erinnerungshilfe) ausgehändigt werden kann.

3. Auch in dieser Sitzung wird noch einmal der „Wochenspiegel" erhoben.
   Dann folgt das Feedback. Der Ablauf sieht ungefähr so aus:
   - ❑ Zunächst werden die Therapieziele noch einmal überprüft und festgestellt, wie weit die Patienten mit der Bewältigung dieser Ziele gekommen sind.
   - ❑ Dann geben die Gruppenmitglieder dem betreffenden Patienten Rückmeldung darüber, was sie an ihm in der Arbeit innerhalb der Gruppe besonders schätzen gelernt haben und welches Verhalten ihrer Meinung nach auf jeden Fall noch von ihm geändert werden soll.
   - ❑ Dann geben die Therapeuten ein differenziertes Feedback für die folgenden Bereiche (jetzt und in der Zukunft):
     Verhalten in der Gruppe
     Verhalten im Beruf
     Verhalten in der Freizeit
     Verhalten in der Beziehung
     besondere Problemsituationen.

> **Beispiel:**
> Die Patientin R. hatte zu Beginn der Therapie folgende Ziele:
> - ❑ Abbau der Medikamente
> - ❑ Abbau der plötzlichen Spannungs- und Angstzustände
> - ❑ allgemeine Verbesserung der körperlichen Verfassung
> - ❑ Vertrauen zu anderen Menschen gewinnen.
>
> Der jetzige Stand:
> - ❑ Der Abbau der Medikamente ist ihr völlig gelungen, sie hat alle Beruhigungstabletten vernichtet.
> - ❑ Die Angstzustände treten kaum noch auf; wenn sie auftreten, bekommt sie sie schnell in den Griff.
> - ❑ Ihre körperliche Verfassung ist wesentlich gebessert, sie schläft gut und fühlt sich ausgeruht und aktiv.
> - ❑ Im Umgang mit anderen Menschen hat sie viele gute Erfahrungen gemacht, an diesem Punkt will sie in der Zukunft noch verstärkt arbeiten.
>
> Das Feedback der Gruppe geht dahin, daß alle sie als hilfreich und aufmerksam in der Arbeit in der Gruppe erlebt haben. Das Verhalten, das der Gruppe noch beachtenswert erscheint, ist das schnelle Zurückziehen und Passiv-Werden, wenn etwas nicht auf Anhieb funktioniert, wie sich die Patientin das vorgenommen hat.

> Für die Zukunft:
> Die Therapeuten schließen sich dem Feedback der Gruppe, die Gruppe betreffend, an. Für den Beruf wird der Patientin vorgeschlagen, die nächste Zeit einen genauen Arbeitsplan zu führen, damit sie sich nicht überfordert.
> In der Freizeit liegt der Schwerpunkt darauf, sich Zeit für sich selbst nehmen und möglichst wenig an Beschäftigungen von vornherein festlegen.
> In der Beziehung soll die Patientin weiterhin verstärkt versuchen, ihre Bedürfnisse anzumelden und wenn möglich auch durchzusetzen.
>
> Die besondere Problemsituation besteht für die Patientin im Umgang mit ihren Eltern. Sie wird ermuntert, möglichst keine Auseinandersetzung mit den Eltern zu führen, in denen sie ihr Leben verteidigen muß. Auch hier soll sie ihre Wünsche deutlich äußern und sich konsequent gegen solche Vorwürfe ihren Lebensstil betreffend wehren.

Zum Abschluß weisen die Therapeuten noch darauf hin, daß die Patienten jetzt ohne die Unterstützung der Gruppe zunächst wieder verstärkt Symptome bekommen können. Wichtig ist es, die Erfahrungen der Therapie weiter konsequent umzusetzen. Endgültigere Erfolge sind frühestens in einem halben Jahr zu erwarten. Außerdem wird den Patienten geraten, zunächst keine weitere Therapie durchzuführen, sondern die Möglichkeiten dieser Therapie erst einmal voll auszuschöpfen.

Der Gruppe wird empfohlen, sich möglichst in regelmäßigen Abständen weiter zu treffen. Damit besteht die Chance, über die nun folgenden Schwierigkeiten leichter hinwegzukommen und sich nicht so allein zu fühlen.

Die Körperübung, die Kommunikationsregeln, die Feedback-Regeln und das Tagebuch sind Gedächtnisstützen für die Patienten, die sie immer wieder in Anspruch nehmen können und auch sollen.

4. entfällt

5. Das Material für diese letzte Sitzung besteht aus:
   a) dem Gruppenstundenbogen
   b) den ausgefüllten Therapiehandzetteln (s. 2. Sitzung) und
   c) dem vorbereiteten Feedback der Therapeuten für die Patienten.

VII. Nachwort

Trotz der relativ kurzen Behandlungsdauer von etwa vier Monaten haben wir mit dem vorliegenden Programm sehr gute Erfolge erzielen können. In der Regel sind die Patienten nach Abschluß der Therapie in der Lage, ihre notwendigen Veränderungen weiter zu verfolgen, ohne professionelle Hilfe.

Die Schwierigkeiten der Patienten, die in dem Moment auftreten, in dem die Therapiegruppe als unterstützender Faktor wegfällt, versuchen wir dadurch zu mildern, daß die Patienten für die folgenden Monate genaue Anweisungen bekommen. Da die Therapie eine weitgehende Änderung der gesamten Lebenssituation erreichen will, hat sich das folgende Vorgehen als hilfreich erwiesen.

Wir legen der Nachbetreuung zwei Selbsthilfeprogramme zugrunde:
- für alle Patienten das Buch von Lazarus: „Ich kann, wenn ich will"
- für Patienten, bei denen noch Schwierigkeiten innerhalb der Partnerbeziehung bestehen, das Buch von Berlin: „Das offene Gespräch" (beide siehe Literaturverzeichnis)

Die Anweisungen, die die Patienten in der letzten Therapiesitzung zu den Selbsthilfeprogrammen bekommen, gehen dahin, daß sie pro Woche einen „Fehler" (siehe Lazarus) bzw. einen Programmteil (siehe Berlin) durcharbeiten. Es wird den Patienten empfohlen, beides mit ihrem Partner durchzuführen.

Durch diese Anregungen war es uns in fast allen Fällen möglich, weitere therapeutische Maßnahmen überflüssig werden zu lassen. Die Selbständigkeit und Selbstverantwortlichkeit der Patienten für ihr Leben und ihre Probleme wurde weiter gefördert. Gleichzeitig wurde eine Abhängigkeit von einer neuen „Medizin = Psychotherapie" erfolgreich vermieden, ohne daß die Patienten nach Abschluß der Therapie das Gefühl haben mußten, wieder alleingelassen zu sein mit ihren Schwierigkeiten.

VIII. Literaturverzeichnis

Allgemeine Grundlagen

Kanfer, F.H. & Goldstein, A.P. (Hrsg.) (1977). *Möglichkeiten der Verhaltensänderung.* München.

Mahoney, M.J. (1977). *Kognitive Verhaltenstherapie.* München.

Yalom, I.D. (1974). *Gruppentherapie.* München.

Psychosomatik

Bräutigam, W. & Christian, P. (1975). *Psychosomatische Medizin.* Stuttgart (2. und veränderte Auflage).

Gene, B. (1990). *Therapieziel Gesundheit.* Berlin.

Meermann, R. & Vandereycken, W. (1991). *Verhaltenstherapeutische Psychosomatik in Klinik und Praxis.* Stuttgart.

Gruppentherapie

Ellis, A. (1977). *Die rational-emotive Therapie.* München.

Lazarus, A.A. (1978). *Multimodale Verhaltenstherapie.* Frankfurt/Main.

Grawe, K. (1978). *Verhaltenstherapeutische Gruppentherapie Handbuch der Psychologie,* Band 8/2, S. 2696–2724 Göttingen.

Kommunikation

Watzlawik, P., Beavin, J.H. & Jackson, D.D. (1969). *Menschliche Kommunikation.* Bern.

Watzlawik, P., Weakland, J.H. & Fisch, R. (1974). *Lösungen.* Bern.

Selbsthilfe für Patienten

Berlin, Jerry (1975). *Das offene Gespräch.* München.

Lazarus, A.A. & Fay, A. (1977). *Ich kann, wenn ich will.* Stuttgart.

DGVT-Materialien

Nr. 2	Kommunikationstraining für Paare - Handanweisung für Therapeuten, 1977, 39 S., ISBN 3-922686-02-8	4,50 DM
Nr. 5	Therapeuten-Manual für die kognitive Verhaltenstherapie von Depressionen, 1978, 89 S, ISBN 3-922686-05-2	9,00 DM
Nr. 6	Intensiv-Entspannungstraining (auf Jacobson-Basis) 30-Min.Form und 15-Min.-Form, 1978, 12 S., ISBN 3-9226866-0	3,00 DM
Nr. 7	SUK-Selbstsicherheits- und Kontakttraining in Gruppen – Manual für Therapeuten, 1978, 56 S., ISBN 3-922686-07-9	4,50 DM
Nr. 8	Fragebogen zur Lebensgeschichte, 1978, 21 S., ISBN 3-922686-08-7	3,00 DM
Nr. 9	Ehe- und Partnerschaftsfragebogen, 1978, 21 S., ISBN 3-922686-09-5	3,00 DM
Nr. 10	Fragebogen zur sexuellen Interaktion (Sexual Interaction Inventory – SII), 1978, 35 S., ISBN 3-922686-10-9	4,00 DM
Nr. 11	Fragebogen zur Kommunikation in der Partnerschaft (KIP), 1978, 24 S., ISBN 3-922686-11-7	3,00 DM
Nr. 12	Manual zum Fragebogen KIP, überarbeitete Neuauflage 1986, 29 S., ISBN 3-922686-79-6	3,50 DM
Nr. 14	Praxisanleitung Verhaltensmodifikation – Ein praxisbegleitendes Fortbildungsprogramm für Erzieher, 1979, 67 S., ISBN 3-922686-14-1	8,50 DM
Nr. 17	Trainingsmanual zur Vermittlung kognitiver Fertigkeiten bei retardierten Kindern, Neufassung 1988, 206 S., ISBN 3-8142-0273-2	18,00 DM
Nr. 18	Problemanalyse und Dokumentation kognitiv orientierter Therapie bei Depression, 1987	
	Gesamtbroschüre Teil I-III, 138 S., ISBN 3-922686-82-6	14,50 DM
	Therapeuten-Arbeitsblätter Teil II, 54 S., DIN A4	6,00 DM
	Therapeuten-Arbeitsblätter Teil III, 26 S., DIN A4	3,50 DM
Nr. 19	Fragebogen zu Sexualität und Partnerschaft, 1988, 2. neuausgestattete Aufl. 1989, 44 S., DIN A4, ISBN 3-922686-96-6	8,50 DM
Nr. 20	Fragebogen zur verhaltenstherapeutischen Diagnostik depressiver Störungen – Ein Kompendium, 1988, 243 S., ISBN 3-922686-87-7	48,00 DM
Nr. 21	GSEH (Hypertonie-Therapieprogramm), 1989, 110 S., ISBN 3-922686-89-3	14,00 DM
Nr. 22	Soziale Unterstützung – Diagnostik, Konzepte, F-SOZU, 1989, 96 S., ISBN 3-922686-94-X	14,00 DM
Nr. 23	Verhaltenstherapeutisches Trainingsprogramm für *fehlhörige* Kinder, 1990, 2 Teile, 98 + 139 S., ISBN 3-922686-95-8	48,00 DM
Nr. 24	Lautmärchen & Co. – Zur Förderung der Leselernvorausetzungen, 2 Teile incl. Spielmaterial, 1990, 98 + 40 S., DIN A4, ISBN 3-87159-001	34,00 DM
Nr. 25:	Klassische Verhaltenstherapie bei schwer geistig behinderten Menschen – Eine praxisorientierte Darstellung mit Lernkontrollen 1992, 92 S., DIN A4, ISBN 3-87159-325-7	18,00 DM

Bitte fordern Sie unseren Gesamtprospekt an:
DGVT-Verlag, Postfach 13 43, 72003 Tübingen, Tel. 0 70 71 / 4 12 11

—
Sie liegen am Meer,
Sie spüren den Wind auf Ihrer Haut.
Das Rauschen der Wellen ist gleichmäßig,
Sie hören Möwen,
um Sie herum ist alles ruhig bis auf den Wind und die Wellen.
Sie genießen die Ruhe.
Sie sind ruhig und entspannt und denken an nichts.
—
Atmen Sie langsam und tief, langsam und tief.
—
Wenn Sie jetzt die Augen öffnen, sind Sie ruhig und entspannt.

Aktive Muskelentspannung 2

Setzen Sie sich möglichst bequem hin, die Beine leicht angewinkelt, die Füße auf dem Boden aufstellen. Legen Sie die Hände auf die Oberschenkel und lassen Sie den Kopf locker nach vorne hängen. Schließen Sie die Augen – atmen Sie ruhig und langsam.

—

Atmen Sie ruhig und tief und versuchen Sie, sich nur auf Ihren Atem zu konzentrieren.

—

Atmen Sie ruhig und entspannt.

—

Kneifen Sie jetzt die Augen ganz fest zusammen, ganz fest. Und locker lassen ...

—

Gehen Sie der Entspannung nach, die sich in Ihrem Gesicht ausbreitet. Atmen Sie tief und regelmäßig, tief und regelmäßig.

—

Pressen Sie jetzt die Lippen aufeinander, so fest Sie können. Und wieder locker lassen ...

—

Atmen Sie ruhig und regelmäßig, regelmäßig und ruhig.

—

Ziehen Sie nun die rechte Schulter hoch, so hoch Sie können. Und wieder locker lassen ...

—

Gehen Sie der Entspannung nach, die sich in Ihrer Schulter wieder ausbreitet.

—

Atmen Sie tief und entspannt.

—

Ziehen Sie nun die linke Schulter hoch, so hoch Sie können. Und wieder locker lassen ...

—

Ziehen Sie jetzt noch einmal beide Schultern hoch, so hoch Sie können. Und wieder locker lassen ...

—

Atmen Sie ruhig und entspannt, und gehen Sie der Entspannung nach, die sich wieder in Ihren Schultern ausbreitet.

—

Atmen Sie ruhig und entspannt, ruhig und regelmäßig.

—

Spannen Sie jetzt Ihre Bauchmuskeln an. Ziehen Sie den Bauch ein, soweit Sie können. Und wieder locker lassen ...

—

Atmen Sie tief im Bauch, tief und langsam im Bauch atmen.

Und nun spannen Sie noch einmal beide Beine an, so daß Sie die Spannung deutlich spüren.
Und wieder locker lassen ...

—

Gehen Sie der Entspannung nach, die sich in Ihren Beinen ausbreitet, atmen Sie tief und regelmäßig, tief und entspannt.

—

Sie liegen auf einer grünen Wiese,
Sie schauen in den blauen Himmel.
Sie hören Vögel zwitschern,
ein leichter Wind streicht durch das Gras.
Sie genießen die Ruhe.
Sie sind ruhig und entspannt und denken an nichts ...

—

Atmen Sie langsam und tief.

—

Wenn Sie jetzt die Augen öffnen, sind Sie ruhig und entspannt.

Aktive Muskelentspannung 1

Setzen Sie sich möglichst bequem hin, die Beine leicht angewinkelt, die Füße auf den Boden aufstellen. Legen Sie die Hände auf die Oberschenkel und lassen Sie den Kopf locker nach vorne hängen. Schließen Sie die Augen – atmen Sie ruhig und langsam.

—

Atmen Sie ruhig und tief und versuchen Sie, sich nur auf Ihren Atem zu konzentrieren.

—

Atmen Sie ruhig und entspannt.

—

Ballen Sie jetzt Ihre rechte Hand zur Faust, spannen Sie Ihre Muskeln an, daß Sie die Spannung bis in Ihre rechte Schulter spüren. Und wieder locker lassen ...
Atmen Sie wieder ruhig und langsam und gehen Sie der Entspannung nach, die sich wieder in Ihrem rechten Arm ausbreitet.

—

Atmen Sie langsam und tief, langsam und tief.

—

Ballen Sie jetzt Ihre linke Hand zur Faust, ganz fest, daß Sie Spannung bis in die linke Schulter spüren. Und wieder locker lassen ...
Atmen Sie wieder ruhig und entspannt, gehen Sie der Entspannung nach, die sich nun in Ihrem linken Arm ausbreitet.

—

Atmen Sie langsam und tief, langsam und tief.

—

Ballen Sie jetzt beide Hände zur Faust, spannen Sie die Muskel an. Und wieder locker lassen ...

—

Atmen Sie ruhig und entspannt und gehen Sie der Entspannung nach, die Sie in Ihren Armen verspüren.

—

Spannen Sie jetzt die Muskeln Ihres rechten Beines an, ganz fest, daß Sie Spannung im ganzen Bein spüren. Und wieder locker lassen ...

—

Gehen Sie der Entspannung nach, die sich wieder in Ihrem Bein ausbreitet, atmen Sie tief und regelmäßig.

—

Atmen Sie ruhig und entspannt, ruhig und entspannt.

—

Spannen Sie nun die Muskeln Ihres linken Beines an, so fest Sie können. Und locker lassen ...
Gehen Sie der Entspannung nach, die sich nun wieder in Ihrem linken Bein ausbreitet.
Atmen Sie tief und langsam.

Gruppenstundenbogen

Name ....

Datum ....

	3 ja, ganz genau	2 ja	1 eher ja	−1 eher im Gegen- teil	−2 im Gegen- teil	−3 ganz im Gegen- teil
1. Während der Gruppensitzung fühlte ich mich körperlich entspannt	3	2	1	−1	−2	−3
2. Heute habe ich nicht gewagt, das vorzubringen, was mich wirklich bewegte	3	2	1	−1	−2	−3
3. Heute habe ich von den anderen für mich etwas gelernt	3	2	1	−1	−2	−3
4. Ich glaube, es wird mir immer besser möglich, meine Probleme selbst zu lösen	3	2	1	−1	−2	−3
5. Heute fand ich die Gruppensitzung richtig gut	3	2	1	−1	−2	−3
6. Heute ist mir deutlicher geworden, wie ich auf andere wirke	3	2	1	−1	−2	−3
7. Heute hatte ich das Gefühl, in der Gruppe wirklich dazuzugehören	3	2	1	−1	−2	−3
8. Ich finde, daß die Gruppe heute nicht genügend auf meine Gefühle eingegangen ist	3	2	1	−1	−2	−3
9. Bei den heutigen Themen war ich innerlich beteiligt	3	2	1	−1	−2	−3
10. Heute herrschte eine feindselig-gespannte Stimmung in der Gruppe	3	2	1	−1	−2	−3
11. Nach dieser Sitzung habe ich mehr Vertrauen zu mir selbst	3	2	1	−1	−2	−3
12. Heute war ich auf den Therapeuten ärgerlich	3	2	1	−1	−2	−3
13. Heute hatte ich das Gefühl, in der Gruppe zu kurz zu kommen	3	2	1	−1	−2	−3

	3 ja, ganz genau	2 ja	1 eher ja	−1 eher im Gegen- teil	−2 im Gegen- teil	−3 ganz im Gegen- teil
14. Die Veränderungen, die ich heute bei den anderen sah, ermutigten mich	3	2	1	−1	−2	−3
15. Ich merke, daß ich auf meine Umwelt jetzt irgendwie anders wirke als früher	3	2	1	−1	−2	−3
16. Ich habe das Gefühl, daß wir wirklich eine Gruppe bilden	3	2	1	−1	−2	−3
17. Ich habe jetzt nicht mehr soviel Angst vor anderen Menschen	3	2	1	−1	−2	−3
18. Heute fühlte ich, daß die anderen mich akzeptierten	3	2	1	−1	−2	−3

Therapiehandzettel

Datum: **Medikamentenverbrauch:**

Name:

Therapieziele:

1.

___

2.

___

3.

___

4.

___

5.

Kommunikationsregeln

1. Jeder ist für sich selbst verantwortlich

Sprich oder schweig, wann Du willst. Frag nicht, ob das, was Du willst, den anderen gefällt oder nicht. Versuche nicht, die Gründe für Dein eigenes Unbehagen anderen in die Schuhe zu schieben. Wenn Du Dich von anderen übergangen fühlst, kannst nur Du es ändern und nicht allein der Gruppenleiter. Wir alle, auch Du, sind für den Verlauf der Sitzung verantwortlich.

2. Das, was Du fühlst, geht alle an

Gestatte Dir Gefühle zu haben, insbesondere auch auf das Verhalten der anderen Teilnehmer hin. Versuche nicht, Deine Gefühle zu verbergen, indem Du ins Sachliche ausweichst. An jeder Aussage, die Du machst, bist Du auch gefühlsmäßig beteiligt. Versuche, das zu erkennen und in Sprache umzusetzen.

3. Ich statt man oder wir

Sprich nicht per „man" oder „wir", weil Du Dich hinter diesen Sätzen gut verstecken kannst, und die Verantwortung nicht für das tragen mußt, was Du sagst. Wenn Du von „wir" oder „man" sprichst, setzt Du voraus, daß die anderen dasselbe meinen wie Du. Hab den Mut zur Ich-Äußerung und damit den Mut zur persönlichen Verantwortung.

4. Persönliche Aussagen statt Fragen

Versuche, möglichst wenig Fragen zu stellen, mach sie statt dessen lieber zu persönlichen Aussagen. Wenn Du eine Frage stellst, sag, warum Du sie stellst. Vergiß nicht, daß Fragen auch oft eine Methode sind, sich und seine eigene Meinung nicht zu zeigen. Persönliche Aussagen machen Deinen Standpunkt klar und helfen anderen, ebenfalls offener zu reagieren und besser auf Dich einzugehen.

5. Sprich direkt

Wenn Du jemandem etwas mitteilen willst, sprich ihn direkt an und schau ihn dabei an. Dann merkt er, daß Du ihn meinst. Sprich nicht zu Dritten über einen anderen, nicht zur Gruppe, wenn Du eigentlich ein bestimmtes Gruppenmitglied meinst.

6. Persönliche Reaktionen statt Interpretation

Vermeide es, andere zu interpretieren. Teile statt dessen mit, was Deine persönlichen Wahrnehmungen und Reaktionen sind. Interpretationen sind meistens falsch, wenig hilfreich und fordern zur Abwehr heraus. Selbst wenn sie zutreffen, belasten sie doch häufig nur die Situation desjenigen, den Du interpretierst.

7. Störungen haben Vorrang

Wenn Du Dich langweilst oder Dich nicht konzentrieren kannst, wenn Du Dich ärgerst oder müde bist, dann versuche nicht, es zu vertuschen. Vergiß nicht, daß Deiner Stimmung bestimmte Probleme zugrunde liegen, die auch für andere wichtig sein können. Wenn Du Deine Schwierigkeit nicht äußerst, kann das nur von Nachteil für Dich und die Gruppe sein. Die anderen können nicht hilfreich auf Dich eingehen und Du wirst nie erfahren, ob es nicht anderen ebenso geht wie Dir.

8. Beachte Deine Körpersignale

Auch Körperhaltungen und Gesten sind Ausdruck momentaner Stimmungen. Wenn Du versuchst, Deine körperlichen Empfindungen zu beschreiben, kann Dir das helfen, herauszufinden, was Du im Moment fühlst und willst. Dein Körper kann Dir Deine Gefühle und Bedürfnisse eher anzeigen als Dein Kopf. Körperliches Unwohlsein deutet immer auch auf gefühlsmäßiges Unwohlsein hin.

Feedback-Regeln

Feedback ist eine Mitteilung an eine Person, die diese Person darüber informiert, wie ihre Verhaltensweisen von anderen wahrgenommen, verstanden und erlebt werden.
Das mögliche Maß und die Wirksamkeit des Feedback wird weitgehend bestimmt vom Maße des Vertrauens in der Gruppe und zwischen den jeweils betroffenen Personen.

1. Die positiven Wirkungen des Feedback

- Es stützt und fördert positive Verhaltensweisen, da diese anerkannt werden.
  Beispiel: „Durch Deine klare Analyse hast Du uns wirklich geholfen, das Problem klarer zu sehen."

- Es korrigiert Verhaltensweisen, die dem Betreffenden und der Gruppe nicht weiterhelfen oder die der eigentlichen Intention nicht genügend angepaßt und konform sind.
  Beispiel: „Es hätte mir mehr geholfen, wenn Du mit deiner Meinung nicht zurückgehalten, sondern sie offen gesagt hättest."

- Es klärt die Beziehungen zwischen Personen und hilft, den anderen besser zu verstehen.
  Beispiel: „Harry, ich dachte, wir könnten nicht zusammenarbeiten, aber nun sehe ich, daß wir uns sehr gut miteinander verstehen."

Wenn alle Gruppenmitglieder zunehmend bereit sind, sich gegenseitig solche Hilfen zu geben, so wachsen die Möglichkeiten des Voneinander-Lernens in erheblichem Maße. Nur auf diesem Wege ist es möglich, die Fremdwahrnehmung mit der Selbstwahrnehmung systematisch zu vergleichen.

2. Wie geht Feedback vor sich?

- Indem man den anderen wissen läßt, was man über sich selbst denkt und fühlt.
- Indem man die andere Person wissen läßt, was man *über sie* denkt und fühlt (Konfrontation).
- Indem man sich gegenseitig sagt, was man über sich selbst und über den anderen denkt und fühlt (Feedback-Dialog).

Die Feedback-Information kann auf verschiedene Weise gegeben werden:

Bewußt: Zustimmung nicken – oder *Unbewußt:* einschlafen.

Spontan: „Vielen Dank" – oder *Erbeten:* …? „Ja, es hat geholfen."

In Worten: „Nein" – oder *Wortlos:* Das Zimmer verlassen.

Formal: Fragebogen – oder *Nicht formal:* Beifallklatschen.

3. Regeln für das Feedback

Das Feedback soll sein:

a) - *Beschreibend:* Das steht im Gegensatz zu bewertend, interpretierend oder Motive suchend. Indem man seine eigene Reaktion beschreibt, überläßt man es dem anderen, diese Information nach seinem Gutdünken zu verwenden oder nicht. Indem man moralische Bewertungen unterläßt, vermindert man im anderen den Drang, sich zu verteidigen und die angebotene Information abzulehnen.

b) ● *Konkret:* Das steht im Gegensatz zu allgemein.
Beispiel: Wenn man jemandem sagt, er sei dominierend, so hilft ihm das vielleicht viel weniger als wenn man sagt: „Gerade jetzt, als wir in dieser Sache zu einer Entscheidung kommen wollten, hast Du nicht auf das gehört, was andere sagten, und ich hatte das Gefühl, daß Du mich angreifen würdest, wenn ich Deinen Argumenten nicht zustimme."

c) ● *Angemessen:* Feedback kann zerstörend wirken, wenn wir dabei nur auf unsere eigenen Bedürfnisse schauen und wenn dabei die Bedürfnisse der anderen Person, der wir diese Information geben wollen, nicht genügend berücksichtigt werden. Angemessenes Feedback muß daher die Bedürfnisse aller beteiligten Personen in rechter Weise berücksichtigen.

d) ● *Brauchbar:* Es muß sich auf Verhaltensweisen beziehen, die der Empfänger zu ändern fähig ist. Wenn jemand auf Unzulänglichkeiten aufmerksam gemacht wird, auf die er keinen wirksamen Einfluß ausüben kann, fühlt er sich nur um so mehr frustriert.

e) ● *Erbeten:* Das steht im Gegensatz zu aufgezwungen. Feedback ist dann am wirksamsten, wenn der Empfänger selbst die Frage formuliert hat, auf die der Beobachter ihm dann antwortet.

f) ● *Zur rechten Zeit:* Normalerweise ist Feedback am wirksamsten, je kürzer die Zeit zwischen dem betreffenden Verhalten und der Information über die Wirkung dieses Verhaltens. Es müssen jedoch auch noch andere Gegebenheiten berücksichtigt werden, z.B. die Bereitschaft dieser Person, solche Information anzunehmen, die mögliche Hilfe von anderen usw.

g) ● *Klar und genau formuliert:* Das kann man nachprüfen, indem man den Empfänger auffordert, die gegebene Information mit eigenen Worten zu wiederholen und dann seine Antwort mit der Intention des Beobachters vergleicht.

h) ● *Korrekt:* In einer Gruppe haben sowohl der Beobachter als auch der Empfänger des Feedback die Möglichkeit, die mitgeteilte Beobachtung nachzuprüfen, indem auch die anderen Mitglieder der Gruppe nach ihren Eindrücken befragt werden. Dadurch werden mögliche Fehler und Ungenauigkeiten vermieden.

4. Die Spielregeln für wirksames Feedback können wie folgt zusammengefaßt werden:

Für den, der Feedback erteilt:

– Beziehe dich auf konkrete Einzelheiten, auf Material der Hier-und-Jetzt-Situation,

– unterwirf deine Beobachtung der Nachprüfung durch andere,

– gib deine Information auf eine Weise, die wirklich hilft,

– gib sie sobald als möglich,

– vermeide moralische Bewertungen und Interpretationen,

– biete deine Information an, zwinge sie nicht auf, dränge dich nicht auf,

– sei offen und ehrlich,

– gib zu, daß du dich möglicherweise auch irrst.

Für den, der Feedback erhält:

– Nicht argumentieren und verteidigen,

– nur zuhören, nachfragen und klären.

Die Wirksamkeit der Hilfe hängt auch von der Offenheit des Empfängers ab.

Feedback-Regeln – Blatt 2

5. Fragen zur Analyse der Feedback-Situation:

a) ● Erlebe ich wenig oder viel Feedback?

b) ● Neige ich zu Widerspruch?

c) ● Neige ich dazu, mißzuverstehen oder falsch zu deuten?

d) ● Neige ich zu Gegenangriffen?

e) ● Akzeptiere ich Feedback mit Worten, handele aber nicht so, als ob ich wirklich daran glaube?

f) ● Akzeptiere ich unkritisch und ohne zu prüfen?

g) ● Gewinne ich aus dem Feedback Einsichten, die es mir ermöglichen, in neuer Weise zu handeln?

h) ● Habe ich die Gültigkeit des erhaltenen Feedbacks durch Suchen nach weiteren Reaktionen in meinem Verhalten geprüft?

(aus: papers von S. Hellinger und H.G. Schöpping)

Erweitertes Soziogramm

In dieser Übung können Sie folgendes trainieren:
- sich über die Wahrnehmung über die anderen Gruppenmitglieder klarwerden
- das Mitteilen Ihrer Wahrnehmung
- zu prüfen, ob Ihre Vermutungen über die Wahrnehmung der anderen über Sie zutreffend sind

Bitte tragen Sie für jedes Gruppenmitglied aus dem folgenden Katalog eine Tätigkeit ein, die Sie am liebsten mit diesem Gruppenmitglied tun würden. Zum anderen tragen Sie in die zweite Spalte das Gruppenmitglied ein, mit welchem Sie die Tätigkeit am wenigsten gerne ausüben würden. Alle Gruppenmitglieder können auch mehrmals gewählt werden, aber überlegen Sie Ihre Wahl gut, aufgrund Ihrer Erfahrungen der letzten Tage.

Ich möchte haben:	am liebsten	am wenigsten gern
1. zum Chef		
2. als Kollegen		
3. für einen Urlaub in Monte Carlo		
4. als Gefährten für eine einsame Südseeinsel nach Schiffbruch		
5. für eine aggressive Auseinandersetzung		
6. zum „Pferde stehlen"		
7. für die Inszenierung eines Theaterstückes		
8. zum Mitbewohner in einer Wohngemeinschaft		
9. für einen „Zug durch die Gemeinde"		
10. für ein Gespräch, wenn die Sorgen groß sind		
11. zum gemeinsamen Schweigen oder Musik hören		

Muster für Therapeuten
Erweitertes Soziogramm

In dieser Übung können Sie folgendes trainieren:

- sich über die Wahrnehmung über die anderen Gruppenmitglieder klarwerden
- das Mitteilen Ihrer Wahrnehmung
- zu prüfen, ob Ihre Vermutungen über die Wahrnehmung der anderen über Sie zutreffend sind

Bitte tragen Sie für jedes Gruppenmitglied aus dem folgenden Katalog eine Tätigkeit ein, die Sie am liebsten mit diesem Gruppenmitglied tun würden. Zum anderen tragen Sie in die zweite Spalte das Gruppenmitglied ein, mit welchem Sie die Tätigkeit am wenigsten gerne ausüben würden. Alle Gruppenmitglieder können auch mehrmals gewählt werden, aber überlegen Sie Ihre Wahl gut, aufgrund Ihrer Erfahrungen der letzten Tage.

Ich möchte haben:	am liebsten	am wenigsten gern
1. zum Chef		
2. als Kollegen		
3. für einen Urlaub in Monte Carlo		
4. als Gefährten für eine einsame Südseeinsel nach Schiffbruch		
5. für eine aggressive Auseinandersetzung		
6. zum „Pferde stehlen"		
7. für die Inszenierung eines Theaterstückes		
8. zum Mitbewohner in einer Wohngemeinschaft		
9. für einen „Zug durch die Gemeinde"		
10. für ein Gespräch, wenn die Sorgen groß sind		
11. zum gemeinsamen Schweigen oder Musik hören		

Pause ---- (nach 2, 4, 5, 8)

in den Pausen: Ist es schwer, Feedback zu geben?
Ist es schwer, das Feedback anzunehmen?
Haben Sie etwas Neues über sich erfahren?
Haben Sie sich verstanden gefühlt?

Tagebuch

Name: .... Datum: ....

Zeit	mit wem zusammen	was gemacht	was gedacht	was gefühlt	Beschwerden	Medikamente, Name und Menge

Streßmodellgrafik

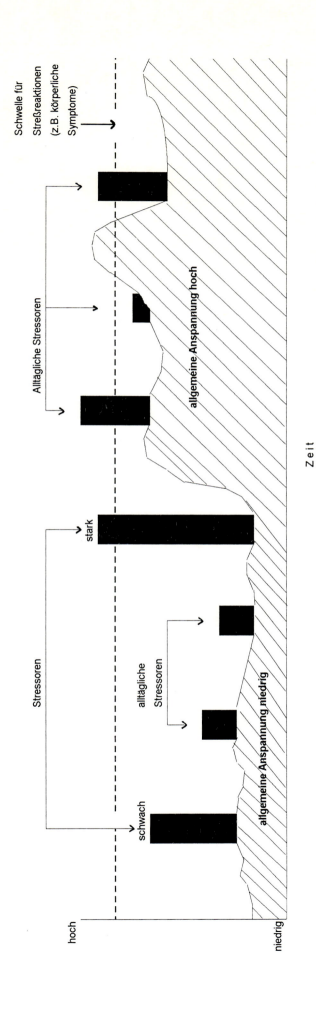

Nach Falloon et al. 1984